跟名医读经典

跟名医读伤寒

主编 毕丽娟 张 利 徐立思

副主编 杨枝青 王 琼 蔡 珏

上海市中医文献馆

上海科学技术出版社

图书在版编目(CIP)数据

跟名医读伤寒/毕丽娟,张利,徐立思主编.
—上海:上海科学技术出版社,2019.1
(跟名医读经典)
ISBN 978-7-5478-4167-9

Ⅰ.①跟… Ⅱ.①毕…②张…③徐… Ⅲ.①《伤寒论》—
研究 Ⅳ.①R222.29

中国版本图书馆 CIP 数据核字(2018)第 202060 号

跟名医读伤寒

主编 毕丽娟 张 利 徐立思

上海世纪出版(集团)有限公司
上 海 科 学 技 术 出 版 社 出版、发行
(上海钦州南路 71 号 邮政编码 200235 www.sstp.cn)
苏州望电印刷有限公司印刷
开本 787×1092 1/16 印张 14.5
字数 200 千字
2019 年 1 月第 1 版 2019 年 1 月第 1 次印刷
ISBN 978-7-5478-4167-9/R·1710
定价:58.00 元

本书如有缺页、错装或坏损等严重质量问题,
请向工厂联系调换

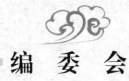

编 委 会

内 容 提 要

　　本书以上海市中医文献馆历届馆员的著作、论文为搜集整理对象,共辑录 31 位馆员(包括姜春华、裘沛然、颜德馨等名医名家)关于《伤寒论》的医论 23 篇和医案 73 则。医论篇以馆员出生年份为顺序排列,医案篇则以方证分章,将部分上海市中医文献馆馆员——上海中医药界德高望重、学识渊博的代表性人士对中医经典《伤寒论》的独特理解、认知以及用伤寒方治疗疾病的验案进行了直观呈现。全书理论与临床实际相结合,精析精评,既有助于读者把握《伤寒论》的精神实质,提高对原书的理解和应用,又便于深入研究。

　　本书可供中医或中西医结合临床医师、中医院校师生以及中医爱好者阅读参考。

编 写 说 明

　　上海市中医文献馆 2014 年以前先后共聘任 97 名馆员,皆为中医界之泰斗。2014 年又增聘了 3 位名誉馆员和 32 位馆员,亦均为国医大师、全国名中医、上海市名中医或中国科学院院士,是上海中医药界德高望重、学识渊博的代表性人士。诸位馆员在传承中医学术和弘扬中医文化方面都起到了积极的推动作用,是上海中医药的瑰宝。

　　上海市中医文献馆的馆员对中医经典《伤寒论》往往有着自己独特的理解和深刻的认识,在用经方治疗疾病方面也积累了很多有效案例。正是基于此,上海市中医文献馆对相关资料进行搜集整理,汇集成《跟名医读伤寒》一书,编写方法简要说明如下。

　　(1) 本书以上海市中医文献馆历届馆员的著作、论文为搜集和整理对象,共收录 31 位馆员关于《伤寒论》的医论 23 篇、医案 73 则。

　　(2) 全书按照医论篇和医案篇分类汇编。医论篇,按照馆员出生年份顺序排列,出生年份相同的馆员,按照姓氏拼音顺序排列;医案篇按照方证分章,同一章节内的医案,按照馆员作者的出生年份顺序排列,出生年份相同的馆员,按照姓氏拼音顺序排列。

　　因检索范围有限,本书所收录的馆员对《伤寒论》的认识及相关医案难免有所缺漏。另外,为使馆员们的思想得到真实呈现,本书所收录的医论和医案(包括按语)皆按照原有的格式进行收录汇编,在格式、篇幅等方面也难免存在一些差异,希望广大读者及同道多多批评指正,以便以后进一步修订、完善。

编者

2018 年 6 月

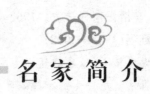

名家简介

（以生年为序）

尹仲选（1878—1959）　男，江苏苏州人。师从清代御医曹沧洲，专长内科。1956 年被聘为上海市中医文献研究馆馆员。

高咏霓（1883—1963）　男，在治疗内、妇科疑难病症和外科烫伤方面颇多经验。另善治不寐症，辨其病因不同而治法各异，疗效颇著。1956 年被聘为上海市中医文献研究馆馆员。

郭柏良（1884—1967）　男，江苏江阴人。先后师从叶杏林和苏州名医盛亮臣，1913 年于上海天潼路挂牌开业，1930 年起先后任上海中国医学院董事、常务董事，并于 1931 年始担任上海中国医学院副院长、院长。1956 年被聘为上海市中医文献研究馆馆员。

卜培基（1884—1967）　男，江苏如东人。自幼随父习医，专长内科。1956 年被聘为上海市中医文献研究馆馆员。

葛养民（1891—1973）　女，上海嘉定人。师从金百川，专长内科，曾任中央国医馆理事，上海国医分馆董事，中华医学会执行鉴定委员。1956 年被聘为上海市中医文献研究馆馆员。

张汝伟（1894—1966）　男，江苏常熟人。幼年从唐君良为师，擅中医内、妇、喉诸科，曾执教于上海中医专门学校，1923 年任《常熟医学会月刊》编辑，编著《医学扶微》等著作 10 余种。1956 年被聘为上海市中医文献研究馆馆员。

张慕岐（1894—1981）　男，上海嘉定人。16 岁拜苏州名医胡一阄门下，擅长伤寒、湿温及女科。1940 年悬壶上海吴淞。1928 年出任神州医药会吴淞分会会长及宝山县政府中医鉴定委员会专家委员。1960 年被评为"上海市社会主义建设先进工作者"。1956 年被聘为上海市中医文献研究馆馆员。

范禾安（1899—1973）　男，浙江宁波人。师从其父范文虎，专长内科，善用经方,喜用王清任诸方。1962年被聘为上海市中医文献研究馆馆员。

董廷瑶(1903—2002) 男,浙江鄞县人。擅长儿科,医术精湛。撷伤寒、温病学说为核心,以家学遗训为羽翼,擅治热病重症,尤于麻疹逆证抢救,创用活血解毒法。历任上海市静安区中心医院中医科主任、上海市高级职称评审委员会委员、上海市中医文献馆馆长、上海市中医门诊部顾问、上海市中医学会儿科分会顾问、上海市中医药研究专家委员会名誉委员、中国人民政治协商会议上海市委员会委员(简称"上海市政协委员")、中国农工民主党上海市委员会委员(简称"农工党上海市委委员")、上海中医药大学客座教授。著有《幼科刍言》《幼科撷要》,发表论文70余篇。

姜春华(1908—1992) 男,江苏南通人,上海第一医科大学(今复旦大学上海医学院)教授、博士生导师,全国著名中医学家、中医藏象及治则现代科学奠基人。历任国家科委中医专业组成员、卫生部医学委员会委员、上海市高级职称评审委员会委员、中华全国中医学会常务理事及上海中医学院(今上海中医药大学)、上海中医药研究院、上海市中医文献馆顾问。著有《中医治疗法则概论》《伤寒识义》《姜春华论医集》《历代中医学家评说》《肾的研究》等10余部著作,主张"古为今用,西为中用",提出"截断扭转学说",在认识疾病上主张"辨病与辨证结合",提倡既要为病寻药,又要重视辨证论治的独特创见。

茹十眉(1908—1989) 男,广东东莞人。曾问业于秦伯未,就读于厚生医学专科,历任上海中国医学院、新中国医学院、复兴中医专科学校、上海中医专科学校教师;中华人民共和国成立后历任上海中医学院(今上海中医药大学)内科学教师,上海市中医研究班、全国中医内科师资专修班教师。著有《国医小儿科》《传染病》《妇女病》《五官病》《痛疽病》《医药顾问》《袖珍中医处方》等专著,撰写学术论文30余篇。1985年被聘为上海市中医文献馆馆员。

陈苏生(1909—1991) 男,江苏武进人。上海市名中医,专长内科。师从沈仲芳、钟符卿、祝味菊等名医。曾任中国中医研究院(今中国中医科学院)研究员,上海市卢湾区中心医院(今上海交通大学医学院附属瑞金医院卢湾分院)、上海市第一结核病防治院中医顾问,上海中医学院(今上海中医药大学)、上海市中医药研究院专家委员会委员。著有《伤寒质难》《温病管窥》《陈苏生医集纂要》等著作,发表论文多篇。1981年7月被聘为上海市中医文献馆馆员。

王正公(1912—1991) 男,江苏昆山人。自幼从父王慰伯学医,历任上海市中医药学会常务理事兼内科学会副主任委员、上海市第二人民医院中医科主任、上海市中医药学术鉴定委员会委员、上海中医学院(今上海中医药大学)专家委员会委员。著有《哮喘与慢支的防治和康复》《正斋医稿》，发表学术论文20余篇。1989年被聘为上海市中医文献馆馆员。

张寿杰(1912—1995)　男，上海人。毕业于上海中医学院(今上海中医药大学)，一生从事中医工作，专长内科。中华人民共和国成立后曾任上海县(今属上海市)血吸虫病防治站副站长，上海市第八人民医院中医带徒老师。曾获市卫生局"从事中医工作五十年"等表彰。1981年被聘为上海市中医文献馆馆员。

裘沛然(1916—2010)　男，浙江慈溪人。上海市名中医，国医大师，博士生导师，教授。童年入私塾，师事施叔范，后从其叔父裘汝根学针灸，并在名医丁济万诊所临床实习，又请益于谢观、夏应堂、程门雪、秦伯未、章次公诸先生。勤求博采，深谙岐黄之道，融通辨证施治，精研儒学。先后主编编撰医学、文史著作40余部，历任国家科委中医组成员、卫生部医学科学委员会委员、上海中医学院(今上海中医药大学)专家委员会主任、上海中医药大学暨上海市中医药研究院专家委员会主任、上海市文史馆馆员及上海市中医文献馆顾问、上海市政协委员。

袁云端(1919—2004)　男，江苏海门人。1938年毕业于上海中国医学院。从事中医工作40多年。曾任上海市卫生局中医处技正、上海市中医门诊部内科负责人。1981年任上海市中医文献馆副馆长。1989年被聘为上海市中医文献馆专职馆员。

颜德馨(1920—2017)　男，江苏丹阳人。上海市第十人民医院教授、主任医师，上海市名中医，国医大师。提出"气为百病之长，血为百病之胎""久病必有瘀，怪病必有瘀"的学术观点及调气活血为主的"衡法"治则，在中医治则学研究中，取得了一系列成果。历任中国中医药学会理事、国家中医药管理局科技进步奖评审委员会委员、铁道部专家委员会委员、中医专业组组长、上海铁道大学医学院研究室主任、上海中医药大学专家委员会委员等职。发表学术论文200余篇，著有《餐芝轩医集》《活血化瘀疗法临床实践》《医方囊秘》《气血与长寿》《颜德馨医艺荟萃》等10余部著作。1993年被聘为上海市中医文献馆馆员。

江克明(1921—2009)　男，江苏海门人，专长内科。历任上海中医学院附属曙光医院(今上海中医药大学附属曙光医院)内科医师,上海中医学院(今上海中医药大学)方剂教研组主任、副教授,上海中药制药一厂顾问,中国人民解放军南亚医院顾问。主编《简明方剂辞典》《补药手册》《方剂学》《抗衰老方剂词典》《抗衰老中药与食物》《敷脐疗法》《实用家庭进补问答》等书10余部,发表学术论文70余篇。1985年被聘为上海市中医文献馆馆员。

王翘楚(1927—) 男,江苏海安人。上海市名中医,享受国务院特殊津贴,全国第二、第三批老中医药专家学术经验继承工作指导老师,全国名老中医药专家王翘楚传承工作室导师,中医神志病睡眠疾病优势专科创始人、学术带头人,曾获上海中医药科技奖一等奖等多项奖项。2014年被聘为上海市中医文献馆馆员。

沈自尹(1928—) 男,浙江镇海人。复旦大学教授、博士生导师,中国科学院院士,上海市名中医,全国名中医。历任复旦大学附属华山医院中医科主任、校中医教研室主任、中西医结合研究所所长、校学位和学术委员会委员、国务院学位委员会医学评议委员、卫生部中药评审委员会主任委员、中国中西医结合学会第一至第五届副会长。在肾阳虚证的现代基础研究上取得了重要的学术成果。2014年被聘为上海市中医文献馆馆员。

张云鹏(1930—) 男,江苏启东人。主任医师、博士生导师,上海市名中医。历任昆明市中医院内科主任、上海市中医文献馆老中医经验及民间医药研究室主任、上海市中医文献馆学术委员会主任、顾问,上海中医药大学、上海市中医药研究院专家委员会委员及上海市卫生局中医师承教育办公室顾问等职。长期从事中医药防治肝病的临床、科研及教学工作,先后发表论文126篇,主编、协编、参编著作20余部。2014年被聘为上海市中医文献馆馆员。

丁学屏(1935—) 男,浙江余姚人。上海市名中医,全国名老中医药专家丁学屏传承工作室指导老师,中华中医药学会糖尿病分会特聘顾问,上海市中医学会糖尿病分会顾问。主编专著多部,其中《中西医结合糖尿病学》获2005年中华中医药学会著作三等奖。2014年被聘为上海市中医文献馆馆员。

彭培初(1936—) 男,上海人。上海市名中医,享受国务院特殊津贴,全国第三、第四、第五批老中医药专家学术经验继承工作指导老师,全国优秀中医临床人才导师。上海市中医前列腺专病医疗协作中心主任委员,中华中医药学会前列腺疾病专业委员会副主任委员,主持各级科研项目10余项。2014年被聘为上海市中医文献馆馆员。

施杞（1937— ） 男，江苏东台人。上海中医药大学终身教授，专家委员会主任委员，主任医师，博士生导师，博士后指导老师，上海市名中医，国家级非物质文化遗产"中医正骨"代表性传承人。曾任上海市卫生局副局长、上海中医药大学校长、上海市政协委员、中华中医药学会副会长、中华中医药学会骨伤科分会会长、上海市中医药学会会长。先后拜中医骨伤科大家石筱山、石幼山为师，形成了"八纲统领，气血为纲，脏腑为本，筋骨并重，病证结合，扶正祛邪，法宗调衡，少阳为枢"的学术思想，倡导"恢复筋骨平衡"的预防和治疗学原则，提出了颈腰椎病"从痹论治"以及"动力失衡为先、静力失衡为主"是颈腰椎病发病的力学基础等观点。2014 年被聘为上海市中医文献馆馆员。

沈丕安（1937— ） 男，江苏吴江人。主任医师，终身教授，上海市名中医，上海药膳协会荣誉会长，上海中医药学会风湿病分会名誉主任委员，世界中医药学会联合会风湿病专业委员会原副会长、现顾问。创制宁红减肥茶，善治各类风湿免疫系统疾病，主编各类著作 10 余部。2014 年被聘为上海市中医文献馆馆员。

王霞芳（1937— ） 女，上海人。上海市名中医，世界中医药学会联合会儿科分会名誉会长，第一批全国名老中医董廷瑶学术经验继承人，第三、第四批全国老中医药专家学术经验继承工作指导老师。主编董氏儿科专著 5 部，发表论文 40 余篇，完成科研课题 4 项。2014 年被聘为上海市中医文献馆馆员。

朱培庭（1939— ） 男，上海人。上海市名中医，享受国务院特殊津贴，国家中医药管理局全国中医胆石病重点专科专病主任，教育部重点学科中医外科学术带头人，曾获上海市第二届科技精英提名奖、全国卫生系统模范工作者等荣誉。承担各级课题近 40 项，学术论著及教材 9 部，学术论文 120 余篇，申请国家专利 2 项。2014 年被聘为上海市中医文献馆馆员。

吴银根（1940— ） 男，上海川沙人。上海中医药大学附属龙华医院内科主任医师、终身教授，上海市名中医。致力于中医呼吸病学的临床和研究，历任湖南中医学院第二附属医院(今湖南中医药大学第二附属医院)医教科科长、副院长，上海中医学院(今上海中医药大学)温病教研室主任、教务处副处长、附属龙华医院院长，上海中医药大学专家委员会委员兼临床组组长、学位评定委员会中医科研组组长、教学督导组顾问。2014 年被聘为上海市中医文献馆馆员。

严世芸(1940—) 男,浙江宁海人。上海中医药大学终身教授,上海市名中医,全国名中医,上海市文史馆馆员。历任上海中医药大学教务处处长、副校长、校长,全国高等中医教育学会副理事长,中华中医药学会副会长,中华中医药学会内科分会副主任委员,上海中医药学会会长。在中医临床、科研、教学及中医医史文献方面均有深厚造诣。2014年被聘为上海市中医文献馆馆员。

何立人(1942—) 男,江苏仪征人。主任医师、教授、博士生导师,上海市名中医。师承沪上名医张伯臾、朱锡祺,曾任上海中医药大学附属岳阳中西医结合医院中医内科副主任、急症研究室主任、副院长,上海中医药大学教务处处长等职。先后担任中华中医药学会络病分会副主任委员,上海市中医药学会内科分会常务委员、心病分会主任委员,上海中医药大学学术委员会委员。发表论文40余篇,主编《何立人谈心血管病》《何立人膏方十五讲》。2014年被聘为上海市中医文献馆馆员。

石印玉(1942—) 男,江苏无锡人。上海市名中医,全国老中医药专家学术经验继承工作指导老师,全国骨伤名师,"石氏伤科"第四代传承人,享受国务院特殊津贴。主编《中西医结合骨伤科学》等骨伤专著多部,获奖国家教育部科技进步奖自然科学一等奖等10余项。2014年被聘为上海市中医文献馆馆员。

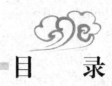

目　录

医论篇

🌀 理论探讨

🌀 经方运用

医 案 篇

桂枝汤类方

麻黄汤类方

⚫ 理中丸类方

⚫ 四逆汤类方

⚫ 杂方

医论篇

怎样学习《伤寒论》

姜春华

《伤寒论》一书,后汉张仲景著。《伤寒论·序》:"为《伤寒杂病论》合十六卷。"《隋书·经籍志》(《隋志》)有《张仲景方》十五卷,而无《伤寒论》名目,至《新唐书·艺文志》有《王叔和张仲景方》十五卷,又《伤寒卒病论》十卷,从这里可看出"杂"字讹为"卒"字已是很久远了。后人将"卒"字释为"仓猝"之猝,说病是仓卒而得,不知原是"杂"字之讹。据仲景《自序》为《伤寒杂病论》合十六卷,《隋志》注十卷,考仲景自序乃缺六卷,这可能是后人把伤寒与杂病分开了,所以伤寒只得十卷,疑今本《伤寒论》似即《隋志》和《新唐志》所载本(拙著《张仲景著作略考》载《上海中医药杂志》1962 年 7 期)。

关于怎样学习《伤寒论》,想从以下几个问题谈起。

一、《伤寒论》的版本

《伤寒杂病论》,包括伤寒、杂病两部分,原本在西晋前已散失。经太医令王叔和将伤寒部分另行编次,乃成后世所流传的《伤寒论》,宋代林亿等作过校正。总十卷,共 22 篇,合 397 法,除重复有 112 方。可是宋代原刻本已经少见,只有明代赵开美的复刻本及成无己注本。另一为《伤寒论》的别本《金匮玉函经》。抗战前日本大塚敬节印有《古本康平伤寒论》,可能是唐代(有人认为宋代)传到日本去的抄本,1947 年由我国叶橘泉重新用铅字排印,印数不多,现已不易得到。

《古本康平伤寒论》是一本有价值的《伤寒论》本子,与我国内版本不同,如在《伤寒论·序》"博采众方"下用小字作注撰用"《素问》《九卷》《八十一难》《阴阳大论》《胎胪药录》,并《平脉辨证》为《伤寒卒病论》"",以上除小字注外,则经文为"博采众方为《伤寒卒病论》",诸书名系后人所注,以下"夫天布五行……"另起,低于正文二格,则"天布五行"以下一大段亦后人所记。又如全论无"日传一经"之意,但经文中有几处,又言及"日传一经"。心窃疑之,《古本康平伤寒论·辨大阳病》篇"大阳病,或已发热,或未发热,必恶寒体痛、呕逆,脉阴阳俱紧者,名曰伤寒"。以下另起低二格"伤寒一日,太阳受之……"又另起一行仍低二格"伤寒二三日,阳明少阳证不见者,为不传也"。又"发于阳者七日愈,发于阴者,六日愈,以阳数七,阴数六故也"。"大阳病,头痛至七日以上自愈者,以行其经尽故也,若欲作再经者,针足阳明。使经不传则愈"。又"大阳病,欲解时,从已至未上"。凡此之类原来不可理解,汉土大师随文敷衍,穿凿附会,观此本知为后人所附。当然我也不敢肯定康平本是仲景原文,因为它比较合理,所以认为是好版本。书中也有错字,如四逆汤误作回逆汤。"天布五行"一段我早年从文字上有怀疑,如"相对斯须,便处汤药","斯须""便处"非汉人语,与六朝刘宋时代同。

二、伤寒的名义

伤寒有两种涵义。一种是广义的,即《素问·热论篇》所说:"今夫热病者,皆伤寒之类也。"指外感病(急性传染病)。《难经》所说"伤寒有五"也是广义的:"有中风、有伤寒、有湿温、有温病、有热病。"它把广义伤寒分成五种。

狭义伤寒,即《难经》中第二项的伤寒,就是指外受寒邪,感而即发的伤寒。

本论即以广义的"伤寒"命名,在太阳篇里又分别讨论了"中风""伤寒""温病""痉、湿、暍"等病证,因此可以知道它的意义既包括了广义的伤寒,又分述了狭义的伤寒。有人提出《伤寒论》一书只谈伤寒,并不及温病的治疗。其实不然,清代陆九芝说得好,凡能治阳明病的方剂就能治温病,如白虎汤、栀子豉汤等,后世治疗温病的方剂,不少是从白虎汤、栀子豉汤演变而来。

三、六经的意义

《伤寒论》中的六经,就是太阳、阳明、少阳三阳病和太阴、少阴、厥阴三阴病。但仲景伤寒六经分证与《素问·热论篇》中的六经各异。《热论》中的六经,只是作为分证的纲领,未具体论述其辨证论治,仅论述了六经的热证、实证，未论及六经的虚证、寒证；而伤寒六经则联系全身脏腑、经络、气血、营卫的变化进行辨证论治，归纳其证候特点，病变部位，寒热趋向，邪正盛衰，作为诊断治疗的依据。

伤寒六经又不同于经络六经。伤寒六经与经络有密切联系，但不等于经络六经。虽然一定的脏腑经络受病，势必反映出一定的临床证候，但是伤寒六经辨证，还加上人体抗病力强弱、病势进退缓急等各个方面的因素。况且同一疾病不是千篇一律地限于某一经络某一脏腑，而是往往涉及其他脏腑或其他经络，六经之间常有传变，如并病、合病是常见的事。所以把伤寒六经看成机械的经络六经证候，是不够全面的。

但伤寒六经到底与经络六经中的足六经有关呢，还是与手六经有关呢？注解伤寒论多家，见解很不一致。有人认为是足六经，即足太阳膀胱经、足阳明胃经、足少阳胆经、足太阴脾经、足少阴肾经、足厥阴肝经。如太阳病头痛项强邪传膀胱即见腑证的蓄水证和蓄血证；少阳病有耳聋目眩、胁痛苦满与足少阳胆经有关等，而很少症状与手经有关。也有人不同意以上的看法，认为足经受病，手经也会波及。如太阳病的鼻鸣、咳嗽、气喘，是与手太阴肺经有关，阳明腑证有燥屎，与手阳明大肠经有关（仲景称胃中有燥屎）；少阴篇的脉微细，但欲寐，是肾阳虚衰，也是手少阴心经的心阳虚衰。

注家认为《伤寒论》六经各篇首都提出辨本经病的证候，即本经提纲。如太阳病的提纲为恶寒、发热、头痛、脉浮（项强）。按项强有疑问，临床上极少见到外感太阳病有项强的症状（除痉病外）。

阳明病的提纲为胃家实。少阳病的提纲为口苦、咽干、目眩。太阴病的提纲为腹满而吐，食不下，自利益甚，时腹自痛。少阴病的提纲为脉微细，但欲寐。厥阴病的提纲为消渴，气上撞心，心中疼热，饥而不欲食，食则吐蛔，下之利不止。但这些提纲都不能全面代表每经症状内容，必须综合全书各经中的症状。六经病的每一经都有寒热虚实的变化，学习伤寒六经辨证，必须辨别其中八纲。如太阳病为表证，若不辨其表虚表实，就不能分辨用桂枝汤解肌抑或用麻黄汤发汗的治法。又如少阴病为表里虚证，但里虚证中又有里虚寒与里虚热之别，如本论《少阴篇》：少阴病，得之二三日以上，心中烦，不得卧，黄连阿胶汤主之。本条心中烦，不得卧，是"里热"，故用黄连阿胶汤清热养阴治疗。同篇：少阴病，得之一二日，口中和，其背恶寒者，当灸之，附子汤主之。本条口中和，背恶寒，是"里寒"，故用附子汤温阳治疗。

吕楂村《伤寒寻源·统论六经》篇说"能解仲景六经辨证之法,可以识伤寒,即推此六经辨证之法,可以识万病"。柯韵伯《伤寒论翼·全论大法》:"凡条中不贯伤寒者,即与杂病同义。""六经之为病,不是六经之伤寒,乃六经分司诸病之提纲,非专为伤寒一证立法也。""或因伤寒,或非伤寒,纷纭杂沓之中,正可思伤寒杂病合论之旨矣。盖伤寒之外皆杂病,症不脱六经,故立六经而分司之,伤寒之中最多杂病,内外夹杂,虚实互呈,故将伤寒杂病而合参之。"由吕氏之说知六经辨证统概百病,由柯氏之说可知《伤寒论》中伤寒与杂病本自不分,柯韵伯譬六经犹如疆域分界(可能受方有执六经分部之影响),在《六经正义》里说"不知仲景六经是经界之经,而非经络之经""若经络之经是六经道路,非六经地面矣""是分六区地面,所该者广"。

"请以地理喻,六经犹列国也",柯氏否定了六经是经络之经,极有卓见,对于解释病症方面,似乎更为圆到。

四、学习《伤寒论》的基本功

以下就学习《伤寒论》打好基本功,谈几点看法。

1. 先学习白文　《伤寒论》文辞简古,意味深长,非熟读深思,不易明了。故学《伤寒论》条文,不急于先看各家注释,要把本条文的证及脉,仔细看数遍,自己加以理解,注意前后条文的联系。然后再看注解,看注解中哪些和自己的解释是相同的,哪些是不相同的。为什么不先看注解?因为注家有自己的见解,我们看了,就受他影响,束缚了自己的思想。

2. 循证识方与由方求病　张仲景书有好些条文只述症状未列方剂,也有好些条文有方剂而述证不详。邹润安《本经疏证》"滑石"项下说:"仲景之书,词简意深,故有反复推明病候不出者,则令人循证以识方,有但出方不推究病源者,则令人由方以求病。"他指出了读仲景书的方法,完全是对的。

3. 类方　我认为学习《伤寒论》应该自己动手,下些功夫,譬如以桂枝汤为例,把在《伤寒论》中凡提到用桂枝汤的条文集中在一起,这样相互补充,加以综合分析,就可以看出桂枝汤的全面症状,也就是桂枝汤证。再把有关禁忌用桂枝汤条文又集中在一起,加以综合归纳,这就是桂枝汤的禁忌证。这样通过正反两方面的对比小结,对张仲景用桂枝汤证就真正掌握了。有人说徐灵胎《伤寒论类方》已经早做过了,何必多此一举呢?我的意见《伤寒论类方》毕竟是徐灵胎的总结。自己动手做有很多的好处。通过搜集条文，印象深，也容易发现问题，自己分析综合归纳，那就是自己的第一手资料，对一个方药的认识就深刻多了。这样达到循证识方的作用，倒过来达到由方求证的作用。这是学习《伤寒论》的基本功，必须切实做好。

4. 类证　明代宋云公编《伤寒类证》，将《伤寒论》中证分五十门，如呕吐门、头痛门，以一证为主，下列旁证及主方，分别列表，可以看出如同一呕吐，有寒热虚实之不同，有各证之别、各方之别（见《伤寒全书》）。不过其中有些问题，后人有过评论。伤寒类方是综合法，伤寒类证是分析法，以此方法可以达到循证识方，倒过来也可以达到由方求证，二者合做则仲景方证自能了如指掌。

试以下利一证为例，就有寒热虚实之不同，方随证异。

《少阴篇》：少阴病，下利便脓血者，桃花汤主之。

按少阴病下利便脓血由于里寒，下焦不约，是虚寒滑脱，桃花汤起温清作用，其中赤石脂固涩止泻，但必须得干姜温里散寒，调节肠的功能及机体的作用，方能治下利。如果单用固涩未必有效。

同篇：少阴病，下利，白通汤主之。

本条与前条不同，表示心力虚衰，此时须用附子以强心。用附子与干姜配合祛寒作用更强。可以振奋机体及肠胃功能；又葱白有兴奋机体作用，故白通汤为温阳祛寒而治少阴病下利之方。

《厥阴篇》：热利下重者，白头翁汤主之。

同篇：下利欲饮水者，以有热故也，白头翁汤主之。

两条属于热证的下利，故用白头翁清热解毒，凉血止痢，辅以黄柏、黄连、秦皮以清热燥湿，故为治疗热痢的主要方剂。若误用桃花汤，则关门留寇，病势就更加严重了。

同篇：下利谵语者，有燥屎也。宜小承气汤。

本条下利当是热结旁流，谵语示有燥屎，属于里实热证，故用大黄、厚朴、枳实泻下，去其燥屎，是通因通用。

5. 从药测证与从证测药　既了解某一方的全面作用；还须认识某一方中每一药的作用，这也必须用综合与分析的方法。如附子一药，集仲景用附子诸方条文在一起，即可看出仲景用附子主要方面和次要方面。如附子（包括乌头）的主要方面为：脉微或欲绝，厥冷恶寒，骨节疼痛，漏汗不止。其次要方面为:腹痛,下利,失精。明了某一药的作用,即可理解条文之中症状不具备的是那些,以此识彼,以彼识此,从药以测证,从证以测药,这种综合分析的方法,即为类药。类药的工作,也必须自己动手做,下一番工夫,这样印象深,记得牢。日人吉益东洞著《药征》即用此法,可以参考。但也有很大缺点,即每一汤证,摘取自认为某药的主症而不录全文。应该录出全文,在认为主症旁边加圈,这样更能资信于人。

6. 从单味药的作用基础上理解配伍作用 单味药的主要作用既能明了,还须理解它的配伍作用。配伍不同,作用不同,主治也不同,因为一味药同另一味药配伍,就产生了另一作用。譬如麻黄,它与桂枝相配伍,与石膏、附子、白术、连翘、杏仁等配伍,各自起着不同的作用。理解和掌握某一药的配伍作用,即能理解后世方剂的配伍,也能自己配伍,灵活应用,师古人之法,而不为古人所拘。

7. 既要分开来看又要合拢来看 《伤寒寻源·诸家编次》说:"其可定者,理也法也,欲读是书先要使六经辨证之法分得开,分得开,则一经有一经之定证,而不为旁议所挠,可以识病体之常,又要使六经辨证之法合得拢,合得拢,则此经有彼经之兼证而不为疑似所惑,可以穷病情之变。"

正因为《伤寒论》奠定了辨证论治的基础,所以我们必须认真地加以钻研,下面介绍几部学习参考书。

《伤寒论今释》陆渊雷著,《伤寒论辑义》丹波元简著,《伤寒论述义》丹波元坚著,《伤寒条辨》方有执著,《伤寒论后条辨》程郊倩著,《伤寒准绳》王肯堂著,《注解伤寒论》成无己著,《伤寒明理论》成无己著。

千古疑案话厥阴

姜春华

一、厥阴篇条文杂乱之原因

《伤寒论·厥阴篇》文字标题为厥阴者仅首四条,其他称伤寒,或无标目。历来医家多有议论,以其内容杂乱,义理难明,咸谓叔和编次失当,又以兵灾之后,辗转传抄以致如此。明代王肯堂独有精辟之论,他在《证治准绳·伤寒凡例》中说:"王叔和编次张仲景《伤寒论》,立三阳三阴篇,其立三阳篇之例,凡仲景曰太阳病者入太阳篇,曰阳明病者入阳明篇,曰少阳病者入少阳篇。其立三阴篇亦依三阳之例,各如太阴、少阴、厥阴之名入其篇也。其或仲景不称三阳三阴之名,但曰伤寒某病用某方主之,而难分其篇者,则病属阳证发热、结胸、痞气、蓄血、衄血之类,皆混入太阳篇,病属阴证厥逆、下利、呕吐之类,混入厥阴篇也……厥阴为三阴之尾,凡太阴少阴之病,皆至厥阴传极,故诸阴证不称名者皆入其篇。后人不悟是理,遂皆谓太阳篇诸证不称名者亦属太阳,而乱太阳病之真;厥阴篇诸证不称名者,亦属厥阴,而乱厥阴病之真,为大失仲景之法也。"王氏推论非常近于情理。正因为诸阴证杂入厥阴病,故使厥阴面目不清。我认为要理解厥阴证,一是从厥阴篇全部条文来看,看它有哪些特点;二是从后世注释来领会,看各方面对它的理解;三是从现代医学作参考,看它相当于现代何种病症;四是从临床实际来看,看是否合乎实际。

二、厥阴全篇症状分析

今先分析全篇之症状,然后分别讨论(原文顺序编号根据1963年成都中医学院试用教材重订本《伤寒论讲义》)。

1. **上热下寒** 第 326 条："厥阴之为病,消渴,气上撞心,心中疼热,饥而不欲食,食则吐蛔,下之利不止。"按日本康平本《伤寒论》"消渴"二字作小字,注在上撞之旁,"吐蛔"二字亦小字,注在则字旁。注家多认为邪入厥阴,循经上逆,故见"阴阳错杂""上热下寒"之证。日本丹波元坚认为"上热下寒为之正证",其说是从汉土,注家之意,原文看不出下寒之证,下之利不止,临床上多见,尤其巴豆,但不一定里虚下寒。若谓利不止为下寒,乃由下而致,非其自生,不得强释为下寒。《玉函经》(为《伤寒论》别本)无"食则吐蛔"句。

第 327 条："厥阴中风,脉微浮为欲愈,不浮为未愈。"第 328 条："厥阴病,欲解时,从丑至卯上。"第 329 条："厥阴病,渴欲饮水者,少少与之愈。"以上第327、328、第 329 条标题厥阴,无意义可寻,康平本均低于前条二格,明非正文。

2. **厥** 第 337 条："凡厥者,阴阳气不相顺接,便为厥。厥者,手足逆冷是也。"本条释厥证病理。

3. **四肢逆冷** 第 330 条："诸四逆厥者,不可下之。"此为警戒词,其证当温,不得用下,《玉函经》自此以下作另一篇,题为"辨厥利呕哕病形证治第十",亦可证以下诸证非厥阴证。

4. **先厥后热** 第 331 条："伤寒先厥,后发热而利者,必自止,见厥复利。"临床上下利有发热,先厥者少见,中毒性下痢(包括霍乱、菌痢)可能见到。但不会自止,止后也不会见厥复利,不符临床,可能为偶见病例。

5. **前热后厥** 第 335 条："伤寒一二日至四五日,厥者必发热,前热者后必厥,厥深者热亦深,厥微者热亦微,厥应下之,而反发汗者,必口伤烂赤。"此条"厥者必发热"句不可解,注家以为"伤寒无论一二日至四五日而见厥者必从发热得之",不符原文。"前热者必后厥",临床有之,热深厥深之证,前人认为,"阳陷于内,菀其阴于外,而不相接",此证多属实热内结,脉沉,甚至无脉,承气汤下之则身转热,脉亦出,不当发汗,汗之未必口伤烂赤。

6. **厥热往来** 第 336 条："伤寒病,厥五日,热亦五日。设六日,当复厥,不厥者自愈。"第 341 条："伤寒发热四日,厥反三日,复热四日。"第 342 条："伤寒厥四日,热反三日,复厥五日,其病为进。"此类病症古代或有之,今所未见,若回归热发热数日,热退五六日再作,可自愈,但无厥冷。从现代医学及临床实际,可证其非。

7. 厥深热深　第 335 条:"厥深者热亦深,厥微者热亦微。"自 3～7 属厥逆,厥热先后交替。

8. 厥与利　第 331 条:"伤寒先厥,后发热而利者,必自止,见厥复利。"第 332 条:"伤寒始发热六日,厥反九日而利。"第 344 条:"伤寒发热下利厥逆,躁不得卧者死。"第 345 条:"伤寒发热,下利至甚,厥不止者,死。"第 348 条:"发热而厥,七日下利者,为难治。"第 352 条:"大汗出,热不去,内拘急,四肢疼,又下利厥逆而恶寒者。"第 353 条:"大汗,若大下利而厥冷者。"按大下利则电解质紊乱,失去钾盐可见拘急之症,又可见亡阳肢厥。若不急救,可以死亡。厥逆本是阴证,除热深厥深之阳性表现为阴性,但其内热可见烦躁,若阴性者不见烦躁,见躁者与战汗之见躁同,非生即死。

9. 手足厥冷与腹痛　第 340 条:"病者手足厥冷……小腹满,按之痛者。"若肠出血患者可见腹满痛而厥冷,多为死候。

10. 发热而利与汗出不止　第 346 条:"伤寒六七日不利,便发热而利,其人汗出不止者,死。"伤寒本应有发热,若六七日后才发热,则六七日前之伤寒二字指何证? 下句说利而汗不止者,确有死之可能,此汗出为虚脱症。本条恐有漏脱。

11. 厥与亡血　第 347 条:"伤寒五六日,不结胸,腹濡,脉虚复厥者,不可下,此为亡血,下之,死。"临床上内出血者常手足冷,若下之则出血更多,可致死亡。

12. 厥与脉滑,脉细　第 350 条:"伤寒,脉滑而厥者,里有热,白虎汤主之。"此条以脉滑为热,张氏宗印说:"此章因厥故复列于厥阴篇中,亦非厥阴之本病也。"第 351 条:"手足厥寒,脉细欲绝者,当归四逆汤主之。"本证与少阴无异。

13. 厥冷不食　第 354 条:"病人手足厥冷……饥不能食者,病在胸中,当须吐之。"张氏宗印说:"曰病人者,非厥阴之为病,而亦非外受之寒邪也,以手足厥冷,故列于厥阴篇中。"则亦非厥阴本证,且饥不能食,何故用吐? 似无指征。

14. 厥与心悸　第 355 条:"伤寒厥而心下悸,宜先治水,当服茯苓甘草汤,却治其厥。"此心下悸系水饮之证,阳不外达可致肢冷,然与真正厥逆迥殊,不可误混。

15. 脏厥蛔厥　第 338 条:"伤寒脉微而厥,至七八日肤冷,其人躁无暂安时者,此为脏厥,非蛔厥也。蛔厥者,其人当吐蛔。"按二者之辨,脏厥为肤冷,躁无暂安时;蛔厥则静而时烦。条文说脏寒,释者亦作胃寒解,但方为寒热并用,似不专主于寒。

16. 除中　第332条:"凡厥利者,当不能食,今反能食者,恐为除中。"第333条:"今与黄芩汤复除其热,腹中应冷,当不能食,今反能食,此名除中,必死。"

17. 咽痛与便脓血　第334条:"伤寒先厥后发热,下利必自止,而反汗出,咽中痛者,其喉为痹。发热无汗,而利必自止;若不止,必便脓血,便脓血者,其喉不痹。"第339条:"若厥而呕,胸胁烦满者,其后必便血。"第356条:"伤寒六七日,大下后,寸脉沉而迟,手足厥逆,下部脉不至,喉咽不利,唾脓血,泄利不止者,为难治。"发热与咽痛有联系,发热与下利,便脓血亦有联系,咽痛与下利便脓血无联系,偶值所见,非必然性。

18. 腹痛自利　第357条:"伤寒四五日,腹中痛,若转气下趋少腹者,此欲自利也。"按肠鸣下利不应属厥阴。

19. 寒下复误吐下　第358条:"伤寒本自寒下,医复吐下之,寒格,更逆吐下,若食入口即吐,干姜黄芩黄连人参汤主之。"此条误用吐药,持续呕吐,不应属厥阴。

20. 下利自愈　第359条:"下利,有微热而渴,脉弱者,今自愈。"第360条:"下利脉数,有微热汗出,今自愈。"此两条为自愈证,不应入厥阴。

21. 便脓血　第362条:"下利,寸脉反浮数,尺中自涩者,必清脓血。"第366条:"下利,脉数而渴者,今自愈,设不差,必清脓血,以有热故也。"第370条:"热利下重者,白头翁汤主之。"第372条:"下利,欲饮水者,以有热故也,白头翁汤主之。"明是热证,不应入厥阴。第364条:"下利,脉沉弦者,下重也。"里急后重为痢疾,亦不应属厥阴。

22. 下利清谷　第363条:"下利清谷,不可攻表,汗出必胀满。"本条戒汗,下利亦不可发表。第365条:"下利,脉沉而迟,其人面少赤,身有微热,下利清谷者,必郁冒汗出而解,患者必微厥。"本条文字有问题。第369条:"下利清谷,里寒外热,汗出而厥者。"

23. 下利后肢冷　第367条:"下利后脉绝,手足厥冷,晬时脉还,手足温者生,脉不还者死。"此以手足寒冷故编入厥阴。

24. 下利脉实　第368条:"伤寒下利,日十余行,脉反实者,死。"

25. 下利谵语　第373条："下利,谵语者,有燥屎也。"

26. 下利虚烦　第374条："下利后,更烦,按之心下濡者,为虚烦也,宜栀子豉汤。"以上自21～27下利后之情况。

27. 呕家　第375条："呕家,有痈脓者,不可治呕,脓尽自愈。"本条与厥阴更无关,临床呕血者有之,呕脓者未之见。第376条："呕而脉弱,小便复利,身有微热,见厥者难治。"第377条："干呕,吐涎沫,头痛者。"第378条："呕而发热者。"

28. 吐、下、汗后致哕　第379条："伤寒大吐大下之,极虚,复极汗者,其人外气怫郁,复与之水,以发其汗,因得哕。"本条因呕吐哕一类故收入。第380条："伤寒哕而腹满,视其前后,知何部不利,利之即愈。"以上28～29为呕哕证。

从以上各证大类别之:有厥逆(包括先厥后热,先热后厥,厥逆往来,发热厥逆,热深厥深,凡条文有厥字者悉归之),下利(包括下利清谷,便脓血)。

下利清谷属太阴,下利脓血属阳明病或入《金匮》中。厥逆原属少阴之证,应划归少阴篇中,厥数日热数日有疑义。至于先厥后热,或先热后厥,临床上可见于重症中毒性休克,亦可归入少阴,呕吐哕应属杂病,《金匮》中载有多条,《玉函经》之所以作专篇,极是。

三、厥阴是否寒热错杂为主

厥阴除首条之证较明显外,几乎无有其他可以说是厥阴证者。丹波元坚《伤寒论述义》说:"厥阴病者,里虚而寒热相错杂是也。其类有二,曰上热下寒,曰寒热胜复,其热俱非有相结,而以上热下寒为之正证。盖物穷则变,是以少阴之寒极而为此病矣,然亦有自阳变者,少阳病误治,最多致之,以其位稍同耳。更有自阳明病过下者,其为证也,消渴气上撞心,心中疼热,饥而不欲食者,上热之证也,食则吐蛔,下之利不止者,下寒之征也。"此段丹波元坚从前人寒热错杂释衍而来。问题在于上热证较明白。至于食则吐蛔应属于中焦,不是下焦,且吐蛔在热病中可见,因为本篇中有"蛔厥者,其人当吐蛔。今病者静,而复时烦者,此为脏寒",因此将本条说为胃寒,再一转而为下寒。下利不止为攻下所引起,故下寒之说不能成立。

丹波元坚又说:"寒热胜复者,其来路大约与前证相似而所以有胜复者,在人身阴阳之消长与邪气之弛张耳,其证厥热各发不一时相兼,故治法,方其发热则用凉药,方其发厥则用温药,调停审酌,方为合辙,倘失其机必为偏害矣,此厥阴病要领也。"丹波元坚以厥热交替为寒热胜复,亦不过凑合旧注。前面说过,先厥后热者有之,如中毒性之休克,若治疗得法可以厥去热回,继而热作。热病而误治或正气衰竭之际,或中毒性疾病亦可见原先是热,转而为厥。日本森田幸门《伤寒论题解》说:"厥阴之厥,颠蹶之蹶也,蹶即颠倒之意(《内经》之厥阴不作此解,《伤寒论》之厥阴一般按《内经》作为'两阴交尽为阴之极''阴尽阳生'),即生活机能颠倒而有轻度循环障碍之谓也。"循环障碍实即少阴之证。森田释谓:"少阴病为全身生活机能生来虚弱,或病毒太剧(即中毒性),罹病后即伤其生活机能及治愈的活动力,或太阳病误治等时所生之复合证候也,进而至手足厥冷,脉欲绝而陷于循环障碍者也。"他在解释"厥"说:"生活机能之一时停止,其最显著而早期所生者为现于循环系统,循环系统发生障碍则四肢厥冷,故手足厥冷为厥证之第一。"按森田将少阴、厥阴二者之厥同释为循环问题,则二者又有何分别?阎德润《伤寒评释》说:"故谓厥阴病为御防及治疗的活动力几乎麻痹时,所生之复合证候,由少阳或阳明之误治而来,或由少阴病再恶化而生(少阴证不轻于厥阴),故有著明之一般循环障碍者也,视厥阴病为太阳、少阳、阳明、太阴、少阴等病之最恶时所现之病症,而厥阴为最难治。"观森田与阎氏均限于厥阴中之厥逆证,既知少阴证与循环变恶有关,亦知厥阴之厥逆亦与循环变恶有关,强为区分而实难区分,阎氏认为厥阴为最恶时所生,然则少阴不最恶耶?总之厥逆一证编在厥阴篇中,是编者错误。森田与阎氏就错误的基础上解释,既说少阴之厥与厥阴之厥同为循环衰竭,又说厥阴重于少阴,主要因同样厥逆分在两篇,遂在两篇中作同样解释,但是明是两篇,只好说是轻重之分,其实是一样的,捉襟见肘,此之谓也。

先师陆渊雷说:"六经之名,始见《素问》,其原或出《素问》之前,本义已不可知,《素问·热论》以病势出表者为阳,病势内结者为阴,仲景撰用《素问》,同其名而异其实,以机能亢盛者为阳,机能衰减者为阴,阴证变态本少,既以全身虚寒证为少阴,胃肠虚寒证为太阴,更无他种虚寒证当厥阴者,乃不得不出于凑合,此拘牵六经名数,削足适履之过也。"早指出更无他种虚寒证可以当厥阴。森田、阎氏之强分少阴之厥与厥阴之厥为二,距先师之见远矣!

四、厥阴名存实亡

《金匮玉函经·辨厥阴病形证治》录厥阴四条,即前所引《伤寒论》之四条,在四条之后为"辨厥利呕哕病形证治",《伤寒论·厥阴篇》全录其文。说明厥阴早佚,叔和已无所窥,观王叔和《脉经》其卷七可汗下吐诸条,引证仲景《伤寒杂病论》条文甚多,其中太阳、阳明、少阳、太阴、少阴标题不少,独厥阴只一条(文为"厥阴之为病,消渴,气上撞,心中疼热,饥而不欲食。甚者,则欲吐,下之不肯止"。与今本校,无吐蛔症)。《千金翼方·厥阴病状》凡五十六证、方七首,与今本《伤寒证》基本相同。《外台秘要》标题仲景文不多,其中仅有厥阴中风一条。如果《脉经》可信为王氏书,则王氏当时未能见到仲景全书,而厥阴早亡,《玉函》更可证实。

勤求古训,重在创新

——谈学习《伤寒论》六经辨证

茹十眉

对中医学遗产,我们强调要继承好,贵在发扬。继承是发扬的基础,发扬是继承的目的,二者不能偏废或割裂。我体会发扬的涵义,除充分发表意见,详尽阐明道理外,还包含着创新的精神。只有不断创新,才能促进中医学的发展。在这一点上,汉代张仲景便是我们最好的学习榜样。他反对"不念思求《经》旨,以演其所知,各承家技,终始顺旧",他在"勤求古训"的前提下,"博采众方",又结合自己的临床经验,创造性地完成了经典医著《伤寒杂病论》(即现存的《伤寒论》和《金匮要略》)。此书的实用价值,不但被历代医家所肯定,而且被现代医学所证实,并盛行于日本等世界各国。

《伤寒论》是在《素问·阴阳应象大论篇》《素问·热论篇》等篇,以及在"整体观念"的基本原则下发挥而成。它以三阳、三阴为纲,贯穿着表里、寒热、虚实辨证思想,阐发了病位(经络、脏腑)的邪正双方的力量对比、六经传变的规律等。此即后世称之为以简驭繁的"六经辨证"方法。全书论述虽以外感热病为主,却又涉及某些兼夹的杂病。所以清代徐灵胎说:"凡病不外六经,精于伤寒法,乃可通治杂病,盖杂病之规矩准绳,已毕具于伤寒中也。"并举出不少治例以示后学。众所周知,《素问·热论篇》所提出的六经,大体上只辨伤寒,而《伤寒论》中所述的六经,既辨伤寒,又辨杂病。因此,在辨证论治的方法上,就有了很大的发展,并对后世有很大的影响。近人杨志一运用六经辨证的方法治疗急、慢性血吸虫病,传染性肝炎,子宫颈癌,放射性直肠癌,膀胱炎等,都获得一定的疗效(《杨志一医论医案集》)。笔者历年用桂枝汤加丹参、蒲公英治慢性胃炎;加狗脊、金银花、乳香、没药治足动脉血栓形成;加川芎、红花或丹参、景天三七等治心绞痛;加生地、鸡血藤、虎杖根治风湿性关节炎;加党参、干姜治心阳虚心动过缓,都得到较好的疗效,此皆得益于《伤寒论》的六经辨证。

有些人认为,对于伤寒热病——不论狭义的还是广义的伤寒,现在有了抗生素等药物,就不必再费工夫去苦读《伤寒论》。这种想法,根本是错误的。我们在临床中常可碰到热病患者用抗生素类药后热仍难净(也可能未合理用药),而运用"六经辨证"施治而获痊愈者。可见,《伤寒论》的独特治疗方法,应该加强研究与学习。

学习《伤寒论》,我们要求不但要熟读,而且最低限度地要能背诵六经条文,要理解各条文的意思,学习切忌囫囵吞枣。选本以上海中医学院中医基础教研组校注的《伤寒论》(上海人民出版社,1976 年版)为宜。因为《伤寒论》的历代注家多达 300 家以上,有些观点又不一致,容易令人陷入片面性。且先读白文本,既便于诵读,又可启发独立思考。过去人们认为《伤寒论》难学,其缘由正如清代莫枚士所说:"仲景之书,其文简,其义隐,其症略,其方约,其药简。"现在可就不能同日而语了。其参考书中有各中医学院合编的试用教材,集思广益地解决了一些疑难;又有专家著作,如刘渡舟的《伤寒挈要》(人民卫生出版社,1983 年版),其内容经过精心整理,总论重点介绍六经的概念与学习《伤寒论》的方法,各论按六经病证分章次,原条文都从证或从方归类,有注解、按语、治法、方药、方解、医案,全书深入浅出,极易理解。有了以上的基础后,再阅读柯韵伯的《伤寒来苏集》、尤怡的《伤寒贯珠集》和刘渡舟的《新编伤寒论类方》(山西人民出版社,1984 年版),同时再参阅清代邹润安《本经疏证》、周岩《本草思辨录》,以加强有关《伤寒论》的方药理解,并复习《内经》的"阴阳""脏腑""经络"各篇,则莫枚士所指出的困难,自可迎刃而解。

伤寒之"五段说"

陈　熠　指导：陈苏生

《伤寒论》一书，历来为医家所崇，陈苏生对此不仅深有研究，并有独到之见，早在20世纪50年代，与其老师祝味菊合著的《伤寒质难》一书中，就创有"五段"之说，并以此作为划分伤寒热病各个邪正抗争阶段的纲要，对理解病理的发展过程和指导临床实践，均有很大帮助。

最近，因配合老中医继承研究班讲课，陈苏生又作专题辅导，现初步整理简述如下。

一、"五段"为邪正斗争的五个阶段

客邪侵入人体，体内正气势必起来抗争，根据邪势和正气的盛衰变化，必然会出现各种复杂多变的证候。伤寒六经，就是从整体出发，根据所产生的各种证候特点，正气强弱，受邪轻重，病位深浅，以及病情的缓急，进行分析归纳，组成六个不同的证候类型；而五段之说则是把邪正相争分成五个不同的阶段。这五个阶段即太阳为开始抵抗，少阳为抵抗不济，阳明为抵抗太过，太阴、少阴为抵抗不足，厥阴为最后之抵抗。一切外感，足以激起正气之抵抗者，皆不出此五种阶段。

人体对外邪侵袭有自愈康复的能力，祝氏称其为自然疗能。五段说的特点是从邪正相争的角度，调整太过与不及，使正复邪退而病愈。体现了应顺人体自然疗能的学术思想，它使"六经"邪正相争的本质更明朗化、具体化，更加容易理解与掌握。

第一阶段，开始抵抗。太阳之为病，是正气受到邪气刺激而开始抵抗。开始，寒邪侵袭体表，固束放温，则发热无汗，法当表散，麻黄桂枝主之。风邪刺激放温,则自汗而热,法当解肌,桂枝、白芍主之。至于合病,也是表示人体抵抗能力盛衰的符号。外邪入侵,人体正气奋起与邪抗争,能恰到好处,名曰适度抵抗,即所谓太阳伤寒;若抵抗断断续续,未能完成其任务,即所谓太阳少阳。至于其抵抗超越正常自卫之目的,邪机为之激化,正气为之扰乱,此即太阳阳明。

第二阶段,抵抗不济。少阳之为病,是抵抗时断时续,邪机屡进屡退,抵抗之力未能相继。太阳伤寒,正气开始抵抗,若医者未能及时治疗则转入少阳,有两种情况:一是人体本身气机受障,正气不能及时发挥作用;二是医生不当清而妄清之,则使抵抗不济,因寒凉伤其正也。故曰:太阳偏清,则为少阳。如果太阳偏温,不当扶掖而扶掖之,则为抵抗太过,可转为阳明。因此阳明可清,而太阳不可清。如少阳伤寒未经药误,而其正气不足以敌邪,此正气未能协调,多与身体气机障碍有关,法当和解。和者,和协之气;解者,解除其障碍。柴胡宣畅气血,散结调经,为少阳去障和解之专药。再结合其他各药,辨证诱导治之。诱导疗法主要纠正人体正气的偏用,如少阳伤寒,正气未能协调,应偏而导之。对应偏而未偏者,如表应充而不充,汗出不畅,用麻、桂、柴、葛,诱导气血向体表。不应偏而偏者,如溏泻多溺,功能偏于下,则用葛根升提诱导气血上行,即《内经》"高者抑之,下者举之"之谓也。

第三阶段,抵抗太过。阳明伤寒,为正气抗邪太过。此多发于体实气盛之人,所谓阳明之体也,其正气反应过猛,形成抵抗太过,也有医生失治造成,如壮实之人,气盛血旺,热之不当,造成邪机益亢;或急暴之病,气壅血乱,补之不当,造成邪机益张;或应汗不汗,造成气机闭遏,里热不宣;或应下不下,造成积滞逗留,郁蒸内燔。均因药误而成阳明。

阳明病有太阳阳明、少阳阳明、正阳阳明之分。太阳阳明者,开始抵抗,即见兴奋有余之象:太阳伤寒,体气充实者,病从火化,功能兴奋,抗力太过,其病壮热烦渴,其脉洪大滑数。表气不宣者,其热越亢;神经敏锐者,易于谵妄。治当抑其兴奋,宣其壅塞。表闭用辛,气盛用凉,表亢用甘,气刚用寒。辛甘理表,寒凉制亢。然偏性之药不可久服,中病即止。

少阳阳明者,有障碍而抵抗太过。障碍不一,在阳明者多为腑实,腑实者,胃肠有积滞也。此与"阳明之为病,胃家实是也"不同之处在于以有障为少阳,有余为阳明。仲景寒凉攻下诸方,皆为气盛有障而抵抗太过者设,得其平则已,过其度则害,不能知病不知人,知邪不知正,人与病,不可偏废也。正阳阳明者,两阳合病,一阳足为明,今两阳合明是过彰也。阳用太过,不能自制,亢则为害也。其病大热大渴,大汗出,脉洪大而实,用白虎汤清之而可愈。

第四阶段,抵抗不足。太阴、少阴之为病,是正气懦怯,全体或局部之抵抗不足。言少阴而不及太阴者,简之也。少阴伤寒抵抗不足其因有二:一为形体虚弱,二为伤于药物。形体虚弱之人,在太阳开始抵抗之时,即有不足之征,此太阳少阴合病也,治以太阳伤寒之药加温壮之品,麻黄附子细辛汤即是一例。伤于药物者大都是久服寒凉、滥用攻下,或发汗太过、生冷无节等造成。少阴伤寒,咎在不足,处治之法,始终宜温。阴质不足,佐以滋养;缓不济急,辅以注射;不足在表,温之以卫;不足在里,温之以壮;不足在心,温而运之;形不足者,温之以气;精不足者,温之以味。温即强壮,非温不足以振衰惫,非温不足以彰气化。《内经》云:"劳者温之,怯者温之。"此之谓也。

第五阶段,最后反抗。厥阴之为病,正邪相搏于存亡危急之秋,是人体正气最后反抗。其原因有三:一为因于药助,二为因于药误,三为因于自复。药助,即医生用兴奋回苏之药,应用于病势危急之时,即世俗所谓"扳药",服"扳药"造成厥阴,此决命争首,给患者带来一丝生机,于患者有利。药误者,乃少阴误清,以致转入厥阴,如生命之火,日益浇漓,以致湮没而不彰。自复者,少阴不药,迁延日久,阴极出阳,转为厥阴,此非正气之复,而是邪机之退,邪退则正复。

厥阴伤寒生死各半。逆转太阳者,不药而自愈,此谓正气来复。逆转阳明者,得凉则安,失凉则危,因其人体力未伤,因于药疲,郁极而扬,药误越久,暴动越厉,不转则已,转则气亢而势张,如虎出柙,如马脱缰,遏制无从,此时予羚、知、膏,如冷水灌顶,顿地清凉,可以恢复原来理智,从事正常抵抗,则病可愈也。逆转少阳者,宿障未去也。伤寒逆极发厥,厥后郁血未散,则顿乱不解,积垢未下,则晡热不休,胸有痰饮,络有凝瘀,皆足妨碍调节。是故热甚而衄,有因血散而瘥者;滞壅成热,有因攻下而愈者;痰阻成痞,服疏利即解;积瘀成痈,因毒溃而消。病之当愈不愈者,余障未除也,障去则愈矣。

大凡厥阴逆转之后,症见阳多者生,反之则死;气逆渐和者生,复之过甚者死。此即仲景"厥阴病热多厥少者生,厥多热少者死;厥回脉徐出者生,脉暴出者死"之意也。

二、治疗以扶抑阳气为关键

陈苏生认为医疗的起点有两个,一方面是"人",一方面是"病",治疗的方针,不是医"病",即是医"人",对于患者来说,人与病二者不可分割,治病不治人,其失必多,知人不知病,其弊亦相等,只有人病兼治,才会效捷而功全。立"五段"说以分正气之强弱,其目的也是治人。《伤寒论》以寒邪为代表而论之,因此大都病证表现为阳气受损,其间虽有热证但究其成因,则多属于外因之寒邪,随内因机体之阳盛抵抗太过而演变化热,因此伤寒中以损阳为重。

为此,《伤寒质难》特别指出:"五段为抗力消长之符号,抗力消长,阳气主持,阳气者,抗力之枢纽也。气实则实,气虚则虚,伤寒为战斗行动,故一首当重阳,善理阳气,则五段疗法思过半矣。"提出"五段疗法,不外扶抑阳气",把扶抑阳气作为五段疗法的关键。太阳伤寒,抵抗适度,加热则为太过,加寒则为不足,故重在和阳;太阳加障,则为少阳,少阳伤寒抵抗不济,以有障也,障碍一解,即为既济,故重在通阳。阳明伤寒,抵抗太过,重在抑阳,去其太过,便为适度,有余而温,是曰重阳,如火益彰,亢热而亡。适得其平,平而再清,则入少阴,少阴不足,重在扶阳。如重与寒凉,如火渐熄,阴沉而亡。厥阴逆转,重在潜阳。当然,这些仅是总则,临床还当根据具体情况,结合八纲辨证,灵活应用。

由此可见,伤寒五段是按外感热病发病过程中邪正斗争的状况,分成五个不同的阶段。其源于《伤寒论》六经,而突出邪正变化,以便顺应伤寒发病的规律,利用药物的四气五味,开合升降,诱导上下,以调整体力的盛衰,解除各种证候,使其成为适度的抵抗,减少损害,缩短病程,减少痛苦,使患者早日康复。

根据疾病之演变,有针对性用药,加以调节,使其发挥人体内部的自然疗能,创造人病相争的有利条件,是作者的良苦用心,这不但是伤寒,也可以作为治疗其他疾病的指导思想。

伤寒温病一体论（节选）

裘沛然

中医学绵延数千年，它自汉代张仲景撰用《素问》《九卷》《阴阳大论》等书，并总结有史以来迄于汉代的方药临床实践经验，著成《伤寒杂病论》一书，开创了以阴阳为基础的八纲、经络、脏腑的辨证论治法则，奠定了中医独特的理论体系。历代医家又围绕这一体系各自结合其临床经验与理论研究，不断有所发现与创获，使内容日趋丰富，从而更加体现了中医理论体系的科学价值。

有清一代，名医辈出，叶天士崛起三吴，创为温病论。他以伤寒与温病为两门学问，形成对峙之局，倡言"仲景伤寒，先分六经，河间温热，须究三焦"。以温病只须辨明卫气营血即可，并立"卫之后方言气，营之后方言血"的辨证方法。后世不少医家，震慑于天士医名，莫敢惑疑，遂以卫气营血辨证为治疗温病的枕中鸿宝，习俗相沿，以迄今日，从而引起信奉仲景者的异议，导致伤寒学派与温病学派长期以来无休止的纷争。持温病之说者，认为仲景六经只适用于伤寒。如《伤寒大白》所言："江南无正伤寒。"故六经已经不切时用，只须懂得卫气营血辨证，便已掌握中医治疗外感热病的规律。医学界似乎已呈现《伤寒论》已经过时，温病学说取而代之，并认为这是学术上的一大发展。

事情果真是如此的吗？学术的发展，应该说是随着时代而推进，百家争鸣更有助于学术思想的繁荣与进步，这本来是一切科学发展的规律。但是，具体问题必须具体分析，中医外感病学究竟发展了哪些内容，这是需要我们作深入实际的分析研究的。特别是把经络与营卫气血分割开来，脏腑与三焦混淆不清，都关系到中医学理论体系的完整性与正确性这样一个重大的问题，如不加以澄清，对中医学的继承发扬来说将是很不利的。个人于仲景、叶天士之学，寝馈垂 50 年，常自以学识浅薄，未敢草率，今老耄将及，中医事业的前途堪念，乃不揣鄙陋，试就伤寒温病的分歧，提出个人一些看法，非欲一发前人之复，总期为中医事业略求寸补而已。

 伤寒与温病概念的异同

在分析伤寒、温病的概念之先,拟首先一谈有关六经的定义问题。回忆在20世纪50年代以前,当时医界有部分同道,认为仲景《伤寒论》中的六经系六个证候群,与《内经》所述经络学说中所载的六经、十二经迥不相同。当时,我为此列举了大量医学资料,最后,终于同意了我的六经即经络的这一见解。实际上,仲景所著的"大论"本系祖述《内经》,他"勤求古训"而有所发展,说《伤寒论》背离《素问》《九卷》的基础,这是不可想象的。

研究学问首先要虚心、客观,要尊重前贤而又不搞盲目崇拜,治学贵严谨而切戒耳食。今天我对《伤寒论》与温病学说的评析,也是抱着同样态度而希望能作出一个持平之论的。

(一) 唐以前对伤寒定义的理解

为了研究分析伤寒、温病理论及证治的是非异同,必须先对这两个名称所指的实际病症有明确的了解。盖"名者实之宾",将伤寒、温病的实际内容弄明白了,则两者究竟是基本一致,还是截然不同,或同中有异而异又在哪里也就清楚了,所谓"名实既明,而天下之理得"。现拟将古代所称的伤寒,究指的是哪些病症,试选摘有关资料加以说明。关于这个问题的解答,仲景本人是最有发言权的。他所著《伤寒论》很明确地提出是撰用《素问》《九卷》《八十一难》。我们可以从《内经》对伤寒的概念与定义来加以阐明。《素问·热论篇》:"今夫热病者,皆伤寒之类也。"这就很清楚地说明,凡是一切外感热性病,皆属伤寒的范畴,温热病的种类繁多,都是伤寒的各个分枝,其言彰明如此! 反过来说,伤寒可概括外感热性病,而外感热性病却只是伤寒的一种类别,它还包括外感寒性病、时行病及瘟疫等病。故《后汉书·崔实传》:"熊经鸟伸,虽延历之术,非伤寒之理。"延历指养生,伤寒指医疗,两语相对并论,具见当时伤寒的涵义之广可知。《难经》也是仲景著《伤寒论》的依据之一。《难经·五十八难》云:"伤寒有五,有中风、有伤寒、有湿温、有热病、有温病。"《难经》这里所称"伤寒有五"的伤寒即属广义的,也就是《伤寒论》命名的伤寒。然而《伤寒论》中所论述的病症又岂止五种,疫病也是包括在内的。仲景自序中称"予宗族素多,向余二百，建安纪年以来，犹未十稔，其死亡者三分有二，伤寒十居其七"，他为伤寒病死亡之多而兴"感往昔之沦丧，伤横夭之莫救"之叹。从而证明他所指的伤寒，绝非仅指一般感受风寒的病症，其中包括了很多急性或烈性传染病，否则其死亡率何以竟有如此之高？我们从当时的历史背景考证，《后汉书》记载有建安前后"疫疠数起，士人凋落"。在曹丕写给王朗、吴质的信中都详述当时疫疠流行，死亡枕藉的情景。曹植《说疫气》中也有"家家有僵尸之痛，室室有号泣之哀，或阖门而殪，或覆族而丧"的记录，与仲景自序所述的完全一致。在晋代葛洪《肘后方》中也清楚地说明伤寒的概念："伤寒、时行、温疫，三名同一种耳。"梁代陶弘景为医学名家，他对伤寒所包括的疾病也有明确记载，如在其所著的《辅行诀脏腑用药法要》中载述："外感天行之病，经方之治，有二旦、六神大小等汤，昔南阳张机依此诸方，撰为《伤寒论》一部。"其论伤寒即外感流行病之说，与葛洪所言相同。又如隋代巢元方之《诸病源候论》并将阴阳毒也列入伤寒候中，称"伤寒阴阳毒"，其病类似后世所称的"温毒"，而也归纳于伤寒之列。直至唐代，孙思邈在《千金要方》中也引《小品》之说："伤寒雅士之辞，天行温疫是田舍间号。"与思邈同代的王焘在所著《外台秘要》中载许仁则论天行病，也明确指出："此病方家呼为伤寒。"

由此可见，自古以来，伤寒为一切外感病的总称，无论新感与伏气，四时温热，天行时气，温毒疫疠，均属于伤寒的范畴，直至隋唐名家，殆无异词。

（二）宋元后对伤寒名词的解释

宋代名医庞安时著《伤寒总病论》，其书论述天行温病、时行寒疫、温疫、痓、湿、暍、阴阳毒等。

综上所述，伤寒为一切外感疾病的总称，直至清代，凡是学识较深的医家，其认识是一致的。现在，试论近世所称温病究竟指的是哪些内容。这在《温病条辨》中叙述最为详备："温病者，有风温，有温热，有温疫，有温毒，有暑湿，有湿温，有秋燥，有冬温，有温疟。"我们试从历代医家有关伤寒论述来看，则温病所指的病症，都早已概括于伤寒范畴。所不同者伤寒还包括了外感寒性病，还有狭义伤寒等。因不属本文探讨范围，暂不置论。而近代不少医家所称的温病，实际上早具在于伤寒一门，其中各病的名称、病因、病机及证治大法，亦早备于《伤寒论》中。伤寒与温病在某种意义上来说是同义语。不过历代名医在这方面积累了更多实践经验，辨证更加精细，治疗方药日趋丰富，这是中医学发展的必然。然而,它们之间何以竟会兴起数百年来互相抨击和纠缠不休的争论,是否因伤寒这个名词概念不明确而产生各种模糊观点,这无疑也是其主要原因之一。所以循名责实,对研究学问来说具有极其重要的意义。

总之,热病的传变,是多途径的。它根据病因、体质、环境、平素宿疾及经络脏腑的正气盛衰而可呈现多种多样的传变情况。故《伤寒论》中有顺经传、越经传、表里传、脏腑传、直中、合病、并病等病机变化,误治可见亡津液、亡阳、亡阴、结胸、痞证、下利、痉厥,故仲景明审形证,有"随证治之"的论述。然而总的都不外于经络脏腑,卫气营血与三焦均为经络脏腑中的组成部分,当然也包括在内。

温病学说中还有所谓温病易于伤阴,伤寒重在亡阳;伤寒下不嫌迟,温病下不嫌早;温病以常见斑疹、吐衄、便血及动风痉厥等证为特征,治法常用辛凉解表、甘淡祛湿、芳香宣窍、辛开苦降、清营凉血、生津救液,以及清热解毒、息风等法为特点等说法。这些似乎都已俨然成为区别寒温异途的界畔。有关这类问题,都需要我们作具体分析,究竟哪些只是名实问题,哪些属于错误论述,哪些方面确实有所发展,这是一个细致的问题,容待另文评析。

叶天士、吴鞠通在医学上亦有不少可贵的经验与一定的贡献,我们绝不应没其所长。其可议之处在于对中医学根本性问题上背离了经络脏腑的整体理论,而片面强调卫气营血与三焦,从而将六经与卫气营血对立起来,将三焦与脏腑孤立起来,这是必须加以澄清的。

为了中医学的整理和提高,首先应把中医固有的理论体系正确、完整地继承下来,紧接着应用现代科学的原理和方法加以阐明并使之大力发展。"旧学商量添致密,新知培益更深沉。"让我们温故知新,在正确理解中医学理论体系的基础上,与有关各门学科结合起来使之发扬光大吧。

和解少阳的涵义

江克明

和解少阳是汉代张仲景治疗伤寒病见少阳证的一种方法，以小柴胡汤为代表方。初学中医的人，不论在学《方剂学》时，还是在学习《伤寒论》时，总感到"和解少阳"是一个抽象的概念，它的具体涵义颇为费解。须反复讨论，才会有所领悟。今将"少阳证"和"小柴胡汤的应用"两个方面讨论的笔记整理如下。

一、何谓少阳证

《伤寒论》以"三阳""三阴"为六经提纲。少阳证是"三阳"证中的一种证候类型。为何分为"三阳""三阴"呢？《伤寒论》原文云："发热恶寒者，发于阳也；无热恶寒者，发于阴也。"明显指出："发热"一症是"三阳"证的共同点，也是阴证与阳证辨别的关键。为了说明少阳证，只须把"三阳证"加以区别，"三阳"者，太阳、阳明、少阳也。"三阴"证从略。

太阳证：发热，恶寒，头项强痛，脉浮。通称为表证。若恶寒，无汗，脉浮紧者，谓之表实证，治宜发汗解表，用麻黄汤。若汗出怕风，脉浮缓者，谓之表虚证，用桂枝汤。若发热，口渴，饮水欲呕，小便不利者，为蓄水证，又称为太阳腑证，用五苓散利之。

阳明证：发热恶热，烦躁，汗多，口大渴引饮，脉洪大者，为里热证，又称阳明经证，用白虎汤清之。若进一步潮热，谵语，腹痛，大便秘结数日不行，脉沉实有力者，为里实证，又称阳明腑证，用承气汤攻之。

少阳证：往来寒热，口苦，咽干，目眩，胸胁苦满痛，默默不欲饮食，心烦喜呕，脉弦者，为半表半里证，用小柴胡汤和解之。

《伤寒明理论》云："邪气在表者，必渍形以为汗；邪气在里者，必荡涤以为利；其于不外不内，半表半里，既非发汗之所宜，又非吐、下之所对，是当和解则可矣。"

《伤寒来苏集》云："太阳主表，头痛项强为提纲。阳明主里，胃家实为提纲。少阳居半表半里之位，仲景特揭口苦、咽干、目眩为提纲。奇而至当也。盖口、咽、目三者，不可谓之表，又不可谓之里，是表之入里，里之出表处，所谓半表半里也。三者能开能合……恰合枢机之象。"

陆九芝云："少阳气化为相火，故以相火病为提纲。凡往来寒热、胁痛、耳聋、咳、悸、呕、渴，但见一症，即是相火之病，亦皆为少阳之纲。"

从"三阳"辨证看少阳的含义：①从表与里的发病部位分。太阳主表证，阳明主里证，少阳主半表半里证。半表半里，不是一半表证，一半里证，而是"不内不外""不表不里"的另一群证候。②遵《内经》"太阳为开，阳明为合，少阳为枢"的理论，少阳证介乎太阳与阳明二者之间。③依经络路线分。太阳经行于身后，阳明经行于身前，少阳经行于身侧。④从发病趋势上看。太阳证多为发病初起时，正能胜邪；阳明证为发病高峰期，邪正激烈相争；少阳证为邪正相持，不相上下，待机转变而已（表1）。

表 1　三阳证治鉴别表

三阳	热型	主证	脉象	部位	治法	病热
太阳	发热恶寒	头项强痛	浮	表	汗	向上向外，正能胜邪
阳明	发热恶热	烦、渴、便秘	洪大或沉实	里	清、下	向内向下，邪正激烈相争
少阳	往来寒热	胁痛、口苦	弦	半表半里	和解	可表可里，邪正相持

二、小柴胡汤的应用

张仲景用小柴胡汤为和解少阳之主方，今从该方的处方用药和它的临床变化应用上分析，对和解少阳的具体含义，可得到进一步了解。

小柴胡汤由柴胡、黄芩、半夏、人参、甘草、生姜、大枣7味药组成。它用柴胡配黄芩，善于清解肝胆之邪热。少阳为胆经，这是和解少阳的主药。半夏配生姜，乃小半夏汤，为和胃止呕的基础方。人参、甘草补气，大枣养血，三者为扶正之品，综合而成扶正祛邪之方。

原书的适应证：①伤寒五六日中风，往来寒热，胸胁苦满，默默不欲饮食，心烦，喜呕；或胸中烦而不呕，或渴，或腹中痛，或胁下痞硬，或心下悸，小便不利，或不渴，身有微热，或咳者。②血弱气尽，腠理开，邪气因入，与正气相搏，结于胁下。正邪分争，往来寒热，休作有时。默默不欲食。脏腑相连，其痛必下。邪高痛下，故使呕也。③伤寒四五日，身热恶风，颈项强，胁下满，手足温而渴者。④伤寒十三日不解，胸胁满而呕，日晡所发潮热，已而微利，此本柴胡证，下之以不得利，今反利者，知医以丸药下之，此非其治也。潮热者，实也。先宜小柴胡汤以解外，后以柴胡加芒硝汤主之。⑤阳明病，发潮热，大便溏，小便自可，胸胁满不去者。⑥阳明病，胁下硬满，不大便而呕，舌上白苔者，可与小柴胡汤。上焦得通，津液得下，胃气因和，身濈然汗出而解。⑦呕而发热者。⑧伤寒中风，有柴胡证，但见一证便是，不必悉具。⑨伤寒五六日，头汗出，微恶寒，手足冷，心下满，口不欲食，大便硬，脉细者，此为阳微结。必有表，复有里也。脉沉，亦在里也。汗出为阳微，假令纯阴结，不得复有外证，悉入在里，此为半在里半在外也。脉虽沉紧，不得为少阴病。所以然者，阴不得有汗，今头汗出，故知非少阴也。⑩阳明中风，脉弦浮大而短气，腹部满，胁下及心痛，久按之气不通，鼻干，不得汗，嗜卧，一身及目悉黄，小便难，有潮热，时时哕，耳前后肿，刺之小差。外不解，病过十日，脉续浮者。⑪本太阳病不解，转入少阳者，胁下硬满，干呕不能食，往来寒热，尚未吐下，脉沉紧者。⑫伤寒差后更发热者。⑬妇人中风，七八日续得寒热，发作有时，经水适断者，此为热入血室。其血必结，故使如疟状，发作有时。⑭伤寒，阳脉涩，阴脉弦，法当腹中急痛，先与小建中汤；不差者，与此方。⑮凡柴胡汤病证而下之，若柴胡证不罢者，复与柴胡汤，必蒸蒸而振，却复发热汗出而解。⑯太阳病，十日以去，脉浮细而嗜卧者，外已解也。设胸满胁痛者，与小柴胡汤。

又《金匮要略》有：①诸黄，腹痛而呕者。②产妇郁冒。其脉微弱，呕不能食，大便反坚，但头汗出。所以然者，血虚而厥，厥而必冒，冒家欲解，必大汗出。以血虚下厥，孤阳上出，故头汗出。所以产妇喜汗出者，亡阴血虚，阳气独盛，故当汗出，阴阳乃复。大便坚，呕不能食者。

历代医家对此方的应用益加广泛，如疟疾、黑热病、肺炎、肺痈、结核病、两胁胀痛、耳前后肿痛、鼻渊、乳部病变、月经病、小腹痛、急慢性肝炎、肝脓肿以及原因不明的发热等，不胜枚举。

加减法：①若胸中烦而不呕者，去半夏、人参，加瓜蒌。②口渴者，去半夏，加天花粉。③若腹中痛者,加芍药。④若胁下痞硬,去大枣,加鳖甲、牡蛎。⑤若心下悸,小便不利,去黄芩,加茯苓。⑥若不渴,外有微热者,去人参,加桂枝。⑦若咳者,去人参、姜、枣,加五味子、干姜。⑧若胸闷者,加枳壳、桔梗。⑨若兼便秘,可加芒硝、大黄。

与其他方合用:①太阳与少阳同病,可与桂枝汤合用。②少阳证兼结胸证,可与小陷胸汤合用。③少阳证兼湿阻,舌苔腻,脘闷胀者,可与平胃散合用。④少阳证兼舌苔垢腻,可与达原饮合用。⑤少阳证兼营血不和,妇女月经不调者,可与四物汤合用。

三、和解少阳的涵义

从少阳证的病机变化和小柴胡汤的应用看,和解少阳的涵义约有5点。

(1)小柴胡汤的处方,以柴胡、黄芩二味为主药,按中医传统认为:二药相伍有很好的退热作用。现代研究证实:有抗菌、消炎、抑制疟原虫等多方面的功效。

(2)胁痛、口苦是肝胆病的常见症状。柴胡、黄芩二药有清泄肝胆邪热作用。张仲景早有用治黄疸的记载,近代临床已得到广泛的验证。

(3)小半夏汤的和胃止呕作用,不容忽视。原文有"呕而发热"用此方的条文,临床所见肝胆病与胃肠病等大多有"呕而发热"者,小柴胡汤既可清热,又能止呕,这是和解的一个特有内容。

(4)少阳证的"往来寒热",为邪正相持之象。小柴胡汤用人参、甘草、大枣扶正有助于祛邪,是辨证施治的关键,是扭转枢机之诀窍,是和解少阳的中心。

(5)掌握少阳证,"但见一证便是,不必悉具",据此临床适应范围很广泛。不论新病、久病,虚证、实证,都可加减应用。尤对耳病、乳病、妇女月经、胎产诸病,都有选用该方,均有良好的效果。这似与调和少阳经脉的功能有关,清相火而解除诸般病苦,又是一种特殊的含义。

从《伤寒论》与《内经》的不同
学术渊源来研究"证"的本质

沈自尹

　　"证"者证据,如司法凭证据判案,中医凭证而论治。"证"是中医辨证的基础,也是中医的精华所在,对中医研究的逐步深入,势必要触及"证"本质的研究,这是近年来从事中医(或东洋医学、朝鲜东医等)研究学者所瞩目的专题。

　　中医从辨证方法而论,有八纲、病因、六经、卫气营血、脏腑、方剂等辨证,在临床应用中各有所适从与有所侧重。若按现代控制论和系统论的观点,对于"证"可理解它是一个概念性统一体(conceptual unity),若按西医的认识,"证"是机体在致病因素作用下的全身性抗病调控反应的综合临床表现,这种反应是产生各种证型的病理生理学基础,以上只是用现代语言对"证"所作的解释。现时由于中医的辨证方法不同,对于"证"也有不同的理解,例如按照《伤寒论》的辨证论治是"有是证用是方(汤)",如桂枝汤证、小柴胡汤证是以汤辨证。而按照《内经》的脏腑辨证则按"藏(脏)居于内形见于外",从患者的外象来推论"证",这是由于二种辨证的学术渊源不同所致。

一、脏腑辨证与方剂辨证的渊源

　　脏腑辨证导源于《内经》,《内经》产生在周秦阴阳五行学说盛行之际,《内经》作者把它同医学相结合用作主导思想,富含哲理。《内经》所说的脏腑经络是指一群有联系有系统的生理现象的综合单位,每个单位又有它的特定内容,依此系统而治疗,可收临床效果。历代医家根据《内经》这些系统不断实践并发展,确立了包括五行生克等理论的脏腑辨证。东汉《难经》就有"脏腑病治疗先后"。《伤寒杂病论》中的《金匮要略》首篇载有"脏腑经络先后病脉证"。到六朝时代有了发展,梁代陶弘景著《辅行诀脏腑用药法要》以及唐代孙思邈《千金方》以脏腑分篇各列寒热虚实诸病方证。此后宋代钱仲阳《小儿药证直诀》以五脏寒热制方,如肝热用泻青丸、肺热用泻白散、心实用泻心丸、肾虚用地黄丸。金元间张洁古师承钱仲阳,分别脏腑经络标本诸证,寒热补泻之治,列为药式,著《脏腑用药式》,其优点为肯定脏腑经络所见之"证",使后学见病知源,证亦有具体涵义,某证当用何方何药,按图即可索骥。而其缺点则是何证用何方药成为公式化,有失辨证论治精神。至明代薛立斋并以五行生克作脏腑病机,其徒周慎斋推而广之,于是脏腑辨证通行大江南北。至清代叶天士出,遂遍及全国,对辨证固有进一步发展,但因此削弱了经验效方,忽视了方剂辨证,此后诸大名医如王旭高、张聿青、柳宝诒均采用薛氏脏腑辨证。

辨证论治是中医的核心内容,虽然辨证论治的哲学思想来源于《内经》,而张仲景把它具体结合于临床,成为实践的科学性理论,所以应该说辨证论治是张仲景奠基的。张仲景主张"博采众方",在《金匮要略》虽也有用脏腑辨证,然方剂辨证仍为其主要方面。当时方剂组成原始是来自经验方,以求效为主,正如林亿在《伤寒论·序》里提到"汉张仲景论广汤液,为数十卷,用之多验",每个汤方都有相应的证,只要有此证即可用此汤方,常称"汤证",实质是找出汤方的适应证。从广义上说,以汤辨证亦属辨证范围,故称之为方剂辨证。

晋代葛洪集验方为《肘后方》,唐代王焘集诸家验方为《外台秘要》,宋《圣济总录》《太平圣惠方》,明《普济方》也云集经验方着重于求效,至清代仍有以方剂辨证为主的著作,如张璐的《张氏医通》,徐灵胎的《兰台轨范》里就不用五行学说。古方药味少,但配伍严谨,稍有更动其主治之症状随之而异。而且往往二方合成的复方亦不是均等组成,如桂枝麻黄各半汤,其桂枝与麻黄之比为1∶1,而桂枝二麻黄一汤为2∶1,这比例随主症为虚为实而定,桂枝偏于扶正,麻黄偏于散邪,如此"证"的基本形式就较灵活。又如小承气汤为大黄4两、厚朴2两、枳实3枚,承气意在荡实,故君大黄(大黄倍于厚朴,是以下药为君)。而厚朴三物汤为厚朴8两、大黄4两、枳实5枚,三物意在行气,故君厚朴(厚朴倍于大黄,是以气药为君)。此二汤证药物相同,主药用量不同,其证与主治当也不同,这里显示"证"的存在是由药物效验而成立,有药物反证之意。

二、证的研究概况

我国从 20 世纪 50 年代起从脏腑辨证着手,对先天之本的"肾"以及后天之本的"脾"方面研究有较多进展,并有开始从阴虚火旺带出"心火"与"肝火"的研究,亦有对"心气虚"与"肺气虚"的研究,这样,藏象本质研究已转入"证"本质的研究之中。上海第一医学院(今复旦大学上海医学院)从 1959 年以来对"肾"本质的研究中,得到肾阳虚证具有下丘脑—垂体—肾上腺轴功能紊乱这一结论,初步说明"证"是有物质基础的。从 1979 年起,增加了甲状腺轴与性腺轴的研究,同时将肾阳虚者与 65 岁以上的老年人(生理性肾虚)作对比研究。内容包括:①下丘脑—垂体—甲状腺轴全套测定[总三碘甲腺原氨酸(T_3)、甲状腺素(T_4)、促甲状腺激素(TSH)和促甲状腺激素释放激素(TRH)兴奋试验]。在 14 例慢性支气管炎肾阳虚组,12 例同年龄、性别的慢性支气管炎无特殊见证组以及 10 例平均 69 岁的健康老年人之间进行比较。②下丘脑—垂体—性腺(男)轴全套测定[血清睾酮(T)、雌二醇(E_2)、雌二醇(E_2)/血清睾酮(T)值,促黄体素(LH)和促黄体素释放素(LRH)兴奋试验]。在男性 10 例肾阳虚组与同年龄男性 11 例性功能减退组、男性 10 例正常人以及平均 69 岁的男性健康老年人之间进行比较。其结果是:①证明肾阳虚证不仅是肾上腺轴,而是在此三轴上都可有不同环节、不同程度的功能紊乱。②在采取轴间平行观察,温补肾阳法治后靶腺功能恢复明显,以及具有间接反映下丘脑功能测定的紊乱,可推论肾阳虚的主要发病环节在下丘脑(或更高中枢)。③老年人在甲状腺轴与性腺(男)轴的异常与中年的肾阳虚证者甚为类似,因此肾阳虚证的外象意味着下丘脑—垂体—性腺(男)轴上有一定程度的未老先衰。

北京中医医院研究"脾主运化"理论以及脾虚证的实质,亦在脾虚证、非脾虚证以及正常人之间作了下列胃、肠、胰各指标的对比。①血清胃泌素值:31 例正常人,14 例脾虚证和 64 例无脾虚证者中,脾虚证患者值比其他两组显著为低。②木糖排泄试验:152 例脾虚证患儿比 58 例正常小儿为低,经健脾粉治疗后,木糖排泄率显著上升,成人 43 例脾虚证比正常成人 45 例显著为低,而 25 例肾阳虚证、23 例气阴两虚证与正常成人相比,则无明显差异。③胰腺分泌淀粉酶功能测定:88 例脾虚证患者值比 20 例正常人显著为低。以上表明脾虚证者(包括非消化系统疾病患者)所显示的胃、肠、胰整个消化系统功能的减退和紊乱是脾虚证的一般共性。

上海中医学院于1979年发现同是阴虚火旺证,10例心火旺者尿儿茶酚胺值高于正常,尿17-羟皮质类固醇值正常。而11例肝火旺者尿17-羟皮质类固醇值高于正常,尿儿茶酚胺值正常。6例心肝火旺者,有4例尿17-羟皮质类固醇和儿茶酚胺均增高。1981年对同是甲状腺功能亢进症患者具有心火旺16例、肝火旺13例、心肝火旺15例与甲状腺功能亢进症之非阴虚火旺22例、阳虚7例进行比较,进一步证明心火旺组尿儿茶酚胺及肝火旺组尿17-羟皮质类固醇均高于正常,心肝火旺组则两项同时增高。在采用以黄连泻心火,龙胆草、黄芩泻肝火的治疗后,甲状腺功能亢进症患者不仅阴虚心肝火旺证改善,尿儿茶酚胺及尿17-羟皮质类固醇亦相应降低。另对高血压病75例按甲状腺功能亢进症患者同样分组、同样测定,也得到同上的结论,如此在各个病种里都提出了反复验证的资料。

日本笃守古代成方,注意方剂辨证,日本称为"方证相对",就是什么样的证,便应当用什么样的药,例如五苓散或小青龙汤是一组药物群(亦就是方剂),药物群应与证候群(亦就是证)相对应。因此对于如何使方剂辨证中的"证"客观化的研究中,日本寄以很高期望。

五苓散证是口渴、小便不利,饮水亦不能止渴。应用五苓散则渴止,小便通利。伊藤嘉纪认为在五苓散和五苓散证之间一定隐藏着特异的方证相对的原理。他指出五苓散不同于一般的利尿剂,对于正常人或无五苓散证典型脉证的患者,以及在正常动物实验,几乎见不到五苓散的利尿作用。他发现五苓散证多发生于夏季,这是由于血浆渗透压与钠在冬夏季有显著差别。尽管夏季渗透压比冬季低,而抗利尿激素的量却反而比冬季还多,说明在高温环境下,反复出汗、口渴、反复饮水,使抗利尿激素分泌增加,水分潴留,血浆渗透压的调节点下降,这是既有伤津失水,又有水液内蓄的复杂病理生理改变,也就是五苓散证,而五苓散主要作用即为提高渗透压的调节点。由此亦可见方证相对的研究结果在于找到方剂有效性指标的客观化,阐述五苓散的作用原理。有地滋曾对小柴胡汤证的胸胁苦满的病理生理机制进行研究,发现胸胁苦满患者的局部组织液中出现脂肪酸、类固醇以及胶原纤维增加,因而认为本证是由于患者的局部组织出现结缔组织炎所引起。动物实验也证明,当用四氯化碳造成肝脏损伤后,在相应的胸胁部位的皮下,便出现结缔组织炎,经投予柴胡剂或单味柴胡,结缔组织炎便消失。这也是通过方证相对研究的例证。

三、"证"的客观化和证效关系的研究

我国从脏腑辨证对"证"的研究是通过比较法,这样可以从对比的方法中,找出事物的"异中之同或同中之异"。无论是"肾阳虚证""脾虚证""心火旺证""肝火旺证""心气虚证""肺气虚证",基本上循着以下三个条件进行:①证是临床通过辨别而得,要设立此证的统一辨证标准(由于脏腑辨证起源于《内经》,因此辨证标准是按照《内经》对脏腑功能的阐述为根据,例如"腰为肾之府""肾主骨""肾开窍于耳""脾主运化""脾主肌肉"等都是制定辨证标准的根据),所选患者是典型而无其他证的夹杂,便于得出明显效果。②证是出现于各种疾病中,因此除与正常组相比较,还须设立此病无证的患者加以对比观察,以除外疾病对各项检查指标的影响。③证的动态改变应有相应指标的改变,或针对证的治疗也可见相应指标的改善。可见着眼点首先在揭示包含于"证"中的病态,亦就是通过"形见于外"而探求"藏居于内"的本质,用现代科学语言加以阐述,当然按第三条中也有药物反证的内容。

日本熊谷朗认为中医治疗的基础决定于"证","证"和方剂尽管用词不同,但终归是取决于一元论。为了使中医治疗客观化,首先应以"证"的客观化为目标,只有这样,方剂有效性指标的客观化才有可能。如将甘草作为方剂中的一味药而模式化,就有甘草甜素、FM100、LX1、LH、甘草等多种有效成分,在这些有效成分中,仅仅一个甘草甜素的作用也极为复杂,而方剂是由多种生药和其他复合浸出物所组成,方剂作用必更为复杂。若能宏观地观察方剂与"证"相对应的效果,通过分析包含于"证"中的病态和由方剂所改善的过程来推测方剂的药理作用,这也是解释方剂作用的一种方法论。熊谷氏的观点似乎对"证"进行现代解释是手段,而研究方剂的药理是目的,至少是侧重于证效关系的研究。有地滋也是类似的观点,他认为必须研究"证",要用科学方法解释"证",如果能完成"证"与方剂间关系的研究,则不仅中医学的优越性可被广泛承认,而且会创造出完全统一的"世界医学",他认为对"证"的本质做出科学阐明,就可以理解方剂、生药的作用机制。

北里东洋医学综合研究所对证的研究,首先是试图使西洋医学的病名与

汉方方剂相对应而开始的,对治疗效果的评定也是根据西洋医学的药效评价方法进行。与此同时,并就同一对象进行东洋医学的病证分类,在评定和对比这两种医学治疗效果的过程中探讨两者关系。采用这样的方式,有可能同时取得汉方药药效的客观评价与这两种医学认识疾病的对应关系。对汉方药确已有效的疾病,由于有了西洋医学的结合点,因而也能较容易地继续阐明其所以能改善其病态生理的机制和阐明药理活性物质。用这个方法,通过临床研究了小青龙汤对支气管哮喘的药效。在给各种支气管哮喘患者服用小青龙汤的结果,证明对难治的感染型哮喘有效。通过这些病例证实了可抑制反复出现的末梢白细胞数增加,也可使白细胞中环腺苷-磷酸(cAMP)/环鸟[-磷]苷酸(cGMP)之比值明显上升,这种比值上升,说明支气管的β-受体受刺激,引起支气管平滑肌的松弛。

从以上可见方剂辨证"方证相对"的研究,基本上用的是药物反证的方法。"有是证用是方"是方剂辨证的辨证方法,由于中医的辨证论治与治疗效果还未能臻于完善之故,未必一概能以"用是方"纠正"有是证",例如《伤寒论》对小柴胡汤证有"有柴胡证,但见一证便是,不必悉具"之说,显然小柴胡汤未必能治好所有的寒热往来或胸胁苦满。还能看到"用是方"能治好的未必为"有是证",例如相见三郎发现大部分癫痫患者都有胸胁苦满与腹肌挛缩同时并存的腹证,故以柴胡桂枝加芍药汤治疗收到较满意疗效。以后不管有无腹证,凡是癫痫均投予本方也同样有效,故治疗有效的患者未必都具备柴胡桂枝加芍药汤证。"证"是人的反应状态,病变时机体当时的反应状态对药效的发挥上,实有重要意义。离开反应状态来解释中药作用很难触及本质。何况不少中药或方剂根据机体的反应状态而具双相作用(也有称适应原样作用),如古方肾气丸和五苓散都治"小便不利"和"小便反多"。若能控制研究条件——机体的反应状态,药物反证仍不失为一种有价值的研究手段。

因此,由于不同的学术渊源而产生了对"证"的不同认识以及不同的研究方法。中国按《内经》的脏腑辨证似着重于证的客观化,日本按《伤寒论》的方剂辨证似着重于证效关系或方剂的药理。

四、不同学术渊源的"证"在医疗中的应用

中医是临床实验医学,辨证论治是其核心,故研究"证"的本质必须从临床

入手。在医疗中对于不同学术渊源的辨证方法,应该按取得疗效为准,这样才能按张仲景在《伤寒论》原序里的"勤求古训,博采众方"的精神以求得临床医疗中的实效。例如支气管哮喘在西医认为属Ⅰ型变态反应,具有交感神经β-受体功能低下,诊断分型为吸入型、感染型及混合型,在发作时都用提高β-受体功能的药物,很少去注意患者发作时的证候表现是寒是热。发作时具寒喘证者表现为咳逆倚息不得卧,恶寒,汗出淋漓,面目虚浮,唇舌俱淡而痰如水沫而多,此为小青龙汤证,可用小青龙汤逐水驱邪;具热喘证者表现为身热而喘,唇舌均红,痰黏不畅,此为麻黄杏仁甘草石膏汤证。具有典型寒喘证或热喘证当以方剂辨证取效确切。但若着眼于支气管哮喘的远期疗效,则宜按藏象学说的认识进行治疗。如明代张景岳《景岳全书》说"肺为气之主,肾为气之根",其治疗理论是"未发时以扶正气为主,既发时以攻邪气为主",所谓"发时治肺,平时治肾"。我们从1957—1982年按脏腑辨证采用补肾法对12批共393例哮喘患者作了预防性治疗,使每批患者显效以上者达57.7%～86.9%;以未用补肾法的5批共144例患者作对照,其显效以上者仅10.6%～22.6%。根据古人的哮与喘证并不只限于支气管哮喘的看法,我们又将此"发时治肺、平时治肾"对喘证的治疗理论移用于慢性支气管炎522例,同样也取得了显效以上者达52.5%～72.5%的效果,而对照组显效以上者仅14.3%～19.2%。

不同辨证方法也会在同一病种或同一患者上交会,例如用大柴胡汤或大陷胸汤治疗急性胰腺炎获得成功,亦是源自《伤寒论》"热结在里,复往来寒热者,与大柴胡汤"和"不大便五六日,舌上燥而渴,日晡所小有潮热,从心下至少腹硬满而痛不可近者,大陷胸汤主之"。对此,正是"有是证用是方"。当然,急性胰腺炎亦可从脏腑辨证中找到依据,即"六腑以通为用""不通则痛,通则不痛"。这一理论不仅是治疗急性胰腺炎,也是治疗急腹症作为通里攻下法的指导思想。这说明正确地运用方剂辨证或脏腑辨证也会殊途同归,同时看到病势的症结所在。

其实脏腑辨证与方剂辨证两者应该合流,不必偏废。脏腑辨证是医生从临床而来的证治分类,纠正人体的偏差,并加强人体抗病作用。方剂辨证是医生从辨证的角度采用多方面的方剂,在方证恰合时,多有针对作用。以上各方面都有其优点,亦有其不足之处。如单用脏腑辨证则用药如程式,药物亦有一定的局限性,不能发掘"对病真方";如单用方剂辨证,在辨证不相符合时则技穷(见《本草述钩元》);如单用验方没有理论作指导,往往施于此而有效,用于彼则无效。看来合之则兼美,离之则两伤。

其他各种辨证方法在临床应用中各有所适从,如六经与卫气营血辨证主要用于外感热病,但亦与八纲辨证、方剂辨证可以配合起来选择应用,总以能综合考虑优选辨证方法以取得临床疗效为准。

当前,辨病与辨证也是不可偏废,我国在中西医结合过程中提出了辨病与辨证相结合,这是专指以西医辨病与中医辨证相结合,这也是看到中西医是在不同历史条件下发展起来的二种医学理论体系,是从不同的侧面来观察人体的生理与病理变化,往往会注意了一个侧面而忽视了另一个侧面,表现为认识上的片面性,因此各有所长,也各有所短,这样就提供了西医辨病与中医辨证相结合的基础。从脏腑辨证客观化的研究中就可找到同病异证组(同一疾病中选择某证与无证组进行对比)就是出于辨病与辨证相结合的观点而设立的。大量事实证明,辨病与辨证相结合的观点促使"证"的研究及其概念不断扩大与深入,这种发展是与时代的潮流相符。

画画是艺术,无论中国的水墨画,西洋的油画都须要先有一个构思,再加上个人的技巧,使得画能传神,使观赏者得到会心的愉快。音乐是艺术,无论中、西名曲的产生,亦都先有一个构思,加上个人的善于表达,使得名曲久听不厌,听者如身临其境而有内心的共鸣。尽管画家、音乐家都自成一派,但都能兼蓄别人的长处。中医不属艺术范畴,但却具有艺术的某些特征,中医在立法制方时,常写道"取……之意""意在……""仍守原意加减"。无怪有人说"医者意也",这"意"并非随心之意,而是构思。当然这不像画画或音乐之仅供耳目赏阅,这构思水平之高低决定治病效果的好坏。其实中医的辨证论治之所以会各人不同,一方面固然随各人的水平而不同,另一方面也因各人在诊治时的构思有异。构思要开阔,要有创见,而不能泥古不化,这才符合辨证论治的精神,无论从《内经》或是《伤寒论》的不同学术渊源,无论从明、清的各家流派或是西方医学里可取之处,再进行辨证或作"证"本质的研究都在于使得构思正确,力求能够符合于客观规律,这样才有可能触及以至于掌握"证"的本质,从而提高临床疗效,并使"证"的本质得到科学的阐明。

《伤寒论》辨证方药临床运用探析

张云鹏

《伤寒论》是从整体观念出发,创造性地阐明了"辨证论治"的科学法则,从而奠定了中医学的思想体系,使后世医家得到诊断和治疗疾病的准绳。正如清代柯韵伯所说:"六经分司,诸病之提纲,非专为伤寒一症立法也。"(《伤寒来苏集·伤寒论翼·全论大法》)徐灵胎也说:"医者之学问,全在明伤寒之理,则万病皆通。"(《临证指南医案·寒·徐评》)兹就《伤寒论》的辨证方药在临床上的运用作扼要探析。

一、辨证细致是临床先决条件

"辨"就是辨别、研究和分析,"证"就是疾病表现的征象。《伤寒论》一书的精髓所在,就是"辨证细致准确",研究《伤寒论》必须前后对照,互相比较,找出其辨证的真谛,这对指导临床实践具有重大意义。

(一)从主客关系求辨证

《伤寒论》的中心是六经分证,论中列为太阳病、阳明病、少阳病、太阴病、少阴病、厥阴病等篇。在各篇论证中,为了明辨疑似,鉴别清晰,条文之间,有主有客。主客关系,也就是辨证的关系。所谓主,是本经病证;所谓客,是他经病证。从主客的条文进行辨证。如太阳病治宜麻黄汤、桂枝汤和青龙汤,这是本经病证,是主;而在太阳病篇,既有白虎汤,又有四逆汤,这些都是他经病证,是客。值得深思的,在太阳病篇里,谈白虎汤不明说是阳明病,谈四逆汤也不明说是少阴病。阳明病篇"脉浮而迟,表热里寒,下利清谷者,四逆汤主之"(225)。此也没有明言少阴病,而是与前条"若脉浮,发热,渴欲饮水,小便不利者,猪苓汤主之"(223)作为辨证鉴别的条文。再如:少阴病篇有三急下证,用承气汤不明说阳明病,这也是仲景辨证鉴别的条文,少阴病三急下证,是类似少阴病的阳明里实证,按理不能列入少阴篇,其所以冠"少阴病"三字,是提醒后人不为假象所惑,与篇中所列"少阴病四逆,其人或咳,或悸,或小便不利……四逆散主之"(318)其意义相同。若把少阴病三急下,看为少阴病的本证,这是一个误会,失却了仲景六经辨证纲领的重大意义。

(二) 从"反"字上体验辨证

《伤寒论》是笔法精练、文简意赅的优秀著作,文字均有一定法度,论中的"反"字具有辨证的涵义,举例如下。"问曰:阳明病外证云何? 答曰:身热汗自出,不恶寒反恶热也。"(182)此条不恶寒反恶热,是与太阳病发热恶寒相辨别。"病发热头痛,脉反沉,若不差,身体疼痛,当救其里,四逆汤方。"(92)太阳病理应脉浮,而今脉沉,沉主里,不在表,故特曰"反",以示鉴别。"少阴病始得之,反发热脉沉者,麻黄细辛附子汤主之。"(301)少阴病以不发热但恶寒为主症,发热不是主症,现在发热,说明这是变局,所以说"反"发热。"少阴病,下利清谷,里寒外热,手足厥逆,脉微欲绝,身反不恶寒,其人面色赤……通脉四逆汤主之。"(317)少阴病恶寒是本证,不恶寒不是少阴病的一般病情,而是阴证似阳,故加"反"字。由此可见,论中"反"字,确寓辨证之义。

(三) 类似证候的辨证

《伤寒论》六经分证的核心是对证候的辨别,试举几例。

1. 分寒热 《伤寒论》对热型的分辨是很细致的。将"发热恶寒"列为太阳病;"发热不恶寒"列为阳明病;"寒热往来"列为少阳病;"手足自温"列为太阴病;"不发热但恶寒"列为少阴病;"时厥时热"列为厥阴病,成为六个大纲,对临床指导意义很大。发热的临床表现形式多种多样,有表、里、寒、热、虚、实之分。如翕翕发热(12)属阳气怫郁于外;蒸蒸发热(248)属里热达外;恶热(182)属阳明经热的外证,潮热(104、201、208、209、214、220、229)是由于邪热与燥屎内结;寒热往来(96、97、136、147)是少阳病正邪相搏的局面;烦热(77)主要由于无形邪热内扰胸膈;里寒外热(370、317)是阴盛于内,格阳于外;厥逆面赤(315)是阴盛于下,格阳于上;真寒假热(82)是阳虚假热,水气内动;先厥后热(331、292)是阳气未泯之象。

2. 审口味 《伤寒溯源集》:"夫渴不渴,乃有热无热之大分别也。"发热而渴,不恶寒者(6),此为温病,渴与不渴是辨别温病与伤寒的关键。大烦渴不解,口燥渴(26、168、169),口干舌燥者(170、222)均属里热伤津之证;口燥咽干,自利清水,色纯青者(320、321)为有形实热耗津烁液;口不仁,面垢(219),为三阳合病;下利欲饮水者(373)属湿热下迫;小便不利,渴欲饮水,水入则吐(71、72、74、244)为太阳蓄水证;小便不利、渴欲饮水、心烦不得眠(223、319)为阴虚内热、水热互结;口苦、咽干、目眩(263)为少阳病;口中和,其背恶寒者(304)为少阴病阴寒内盛;自利而渴,小便白者(282)为下焦虚寒,引水自救;消渴,气上撞心(326)为寒热错杂,膈有热也。

3. 辨下利 太阳与阳明合病必自下利者(32)为表未解里未热;利遂不止,脉促,汗出者(34)为表未解里有热;太阳与少阳合病,自下利者(172)为表已解里有热;利下不止,心下痞硬者(163)为表邪内陷,里已虚寒;阳明少阳合病,必下利,脉滑而数者(371、373)为湿热下滞;自利益甚,时腹自痛者(273)为太阴腹泻,脾阳不振;下利清谷,厥逆而恶寒者(225、353)为少阴虚寒,肾阳衰弱;小便不利,自下利者(316)为肾阳不足,水气为患;一再误下,下利不止(159)为利在下焦,下焦滑脱;下利便脓血(306、307)为虚寒便血;下利时作时止(338)为厥阴久利;下利咽痛(310)为伤阴证;下利后更烦(375)为虚烦证。

4. 析厥证 厥者冷也,甚于四逆也,凡是厥逆证,总是由于阴阳气血虚损,所以论中说:"阴阳气不相顺接便为厥。"(337)咽中干而厥(29、30)为类似太阳中风证,误治成厥;呕吐为主,手足逆冷,烦躁欲死(309)为中焦虚寒,浊阴上犯;吐利躁烦四逆者(296)为下焦虚寒,阳气将绝;下利厥逆而恶寒者(353)为阴寒内盛,阳气衰弱;利不止厥逆无脉干呕者(315)为上下阴阳气不相顺接;里寒外热,手足厥逆脉微欲绝者(317、370)为内外阴阳气不相顺接;上吐脓血,下泄利不止,手足厥冷者(357)为上热下寒,阴阳不交;胸胁窒闷而四逆者(318)为阳气郁结,不达四末;手足厥寒,脉细欲绝者(351)为寒凝血滞;脉滑而厥(350)为热厥,热深厥深,内真热而外假寒;心下满而烦,脉乍紧者(355)为痰饮宿食内聚胸中;心下悸而厥者(356)为水邪内聚。

二、方证辨异是临床关键所在

《伤寒论》将辨证论治法则融于理法方药之中,柯韵伯主张:不必孜孜于考订仲景旧论的编次,最重要的是要把仲景辨证之心法阐发出来。徐灵胎认为:方之治病有定,病之变化无定,知其一定之治,斯用方而不爽。他们"证以方名,据方类证,方随证附",对于指导临床有一定的现实意义。兹就主要汤证进行分析对比,分辨异同,以冀提高临床运用的辨别能力。

(一) 麻黄汤类证辨异

麻黄汤证与麻杏甘石汤证,两方仅一味药之差,麻黄汤系麻黄配桂枝,主治无汗而喘,属辛温发汗,重心在发汗;麻杏甘石汤系麻黄配石膏,主治汗出而喘,属辛凉宣肺,重心在宣肺。就麻黄汤而言,麻黄与桂枝配伍,发汗作用始著,而麻杏甘石汤仅用麻黄一味,且与石膏配伍,则能透发在里之郁热,故有清肺热、宣肺气的作用,其意不在发汗而在定喘。白虎汤中石膏与知母相配,能清阳明里热,今与麻黄、杏仁配伍,能清肺热而平喘,表无大热而里热迫肺者,用之甚当。

麻黄汤证与桂枝新加汤证,同有身疼痛一证,太阳寒邪束表,脉浮紧,应予发汗解表。汗后,气营两虚,脉沉迟,故予以益气养营。

麻杏甘石汤与大青龙汤、白虎汤同用石膏之区别,石膏为清火要药,青龙、白虎皆赖以建功,然用之不当亦易招祸,故青龙以无汗烦躁,得姜、桂宣卫外之阳。白虎以有汗烦渴,须粳米保胃脘之阳,麻杏甘石汤无恶寒,故不用姜、桂,喘不在胃,故不须粳米。柯韵伯说:"麻杏甘石汤是大青龙汤之变局,白虎汤之先着。"(《伤寒来苏集·伤寒附翼·太阳方总论》)有一定道理。

大、小青龙汤,俱是两解表里之剂,治表里同病、寒邪外闭之证,似甚相同,但大青龙系表寒里有郁热而表证重,以无汗烦躁为主;小青龙系表寒里有水饮而里证重,以咳喘为主,此其有异,故发表之药虽同而治里之药则异。

小青龙汤证与五苓散证,同为表不解有水饮,然前证寒饮聚于心下,以咳喘见著;后证膀胱气化不行,以小便不利为特征。前证是水之动而不居,后证是水之留而不行,则又有别。

麻黄连翘赤小豆汤与麻黄汤:两方开鬼门相似,但前方有清郁热退黄之功,后方有驱寒邪解表之效。前方为后方之变剂,开鬼门而泄汗,汗泄则肌肉腠理之郁热、湿邪皆去,使黄从外而散,去桂枝者,避其热也,加连翘、梓皮以泻其热,赤小豆以利其湿。

麻黄附子细辛汤与麻黄汤:少阴病有麻附细辛方,犹太阳之麻黄汤,是急汗之峻剂。发热无汗,太阳之表;脉沉,但欲寐,少阴之里。如用麻黄开腠理,细辛散浮热,而无附子以固元阳,则阳必外亡,唯附子与麻黄并用,则寒邪散而阳不亡。此表里两治之法,与麻黄汤专治于表不同,又和四逆汤主"病发热头痛,脉反沉,当救其里"亦有异。

麻黄汤一方,与桂枝合半,则小发汗;加石膏、姜、枣,即清郁热而除烦躁;去桂枝之辛热加石膏之辛寒,即清肺热而定喘;加连翘等之苦寒,即清瘀热而治黄;加附子之辛温,即温里而起脉沉。仲景曲尽麻黄之长技,不拘于冬月之严寒而用之。

(二)栀子豉汤类证辨疑

1. **栀子豉汤与白虎汤、猪苓汤辨**　邪热客于上焦,虚烦不得眠,予栀子豉汤;邪热客于中焦,大渴、舌上干燥而烦,予白虎汤;邪热客于下焦,小便不利,心烦不得眠,予猪苓汤。

2. **栀子豉汤证虚烦辨**　栀子豉汤证,因于热扰胸膈,心中懊侬;承气汤证,因于阳明腑实,大便秘,热邪壅滞而烦;小柴胡汤证,因于邪在半表半里,心烦喜呕;茯苓四逆汤证,因于阴阳俱虚,亡津液而烦躁。

栀子豉汤证,有烦窒、结痛之象,应与陷胸汤证、泻心汤证相鉴别。栀子豉汤证,由于无形热邪留扰,虚烦懊侬不眠,胸中窒,支结而痛,按之心下濡;陷胸汤证由于热与水结,实烦,便秘,心下至少腹硬满而痛,按之心下石硬痛不可近;泻心汤证,由于无形邪陷气结,痞烦为主,心下痞,痞甚则硬但不痛。

3. **栀子厚朴汤证心烦腹满辨**　邪热入阳明之实满,以承气汤下之;脾虚气滞之虚满,以厚朴生姜甘草半夏人参汤温之;余热未清,津伤气逆之虚烦,以竹叶石膏汤清之;胸腹壅滞之既烦且满,以栀子厚朴汤宽之。

4. **栀子柏皮汤证身黄与麻黄连翘赤小豆汤、茵陈蒿汤有清、汗、下三法辨**　湿热发黄,有湿热兼表者,有湿热并重、里有结滞者,有热重于湿、里无结滞者。如有无汗之表,宜用麻黄连翘赤小豆汤汗之;若有成实之里,以茵陈蒿汤下之。外无可汗之表,内无可下之里,唯有身黄发热者,宜用栀子柏皮汤清之。同一发黄而有清、汗、下三法。

(三)泻心汤类证析异

痞与结胸,一为无形之邪热,一为有形之实邪。泻心汤,攻痞也;陷胸汤,攻结也。塞而不通,按之自濡为痞,以泻心汤为分解之剂;实结而不散,壅而不通,按之硬痛为结胸,以陷胸汤为直达之剂。此泻心汤证与陷胸汤证之大概也。

《伤寒论》有五泻心汤,沈亮宸说:"半夏泻心、甘草泻心,皆下后伤真气之过也,生姜泻心因于食,大黄泻心因于热,附子泻心因于寒。"(黄竹斋《伤寒论集注·辨太阳病脉证并治下》引)

山田正珍说:"大黄泻心汤治心气痞结而不硬,附子泻心汤治大黄泻心汤证而挟阳虚者,半夏泻心汤治大黄泻心汤证而重按之硬满者,生姜泻心汤治半夏泻心汤而挟饮食者,甘草泻心汤治半夏泻心汤证而挟胃虚者。"(《伤寒论集成》)此为一般的鉴别大法。

大黄黄连泻心汤证其脉关上浮,与结胸证寸脉浮关脉沉,则有明显之区别。关脉见浮为邪热壅滞于中,关脉见沉为水饮结于里。大黄走而不守,黄连守而不走,此方用大黄不是攻下有形之实邪,而在于增强清泄痞热之功效,它和三承气汤使用大黄的意义不同。同时此不取煎而取泡,是取其轻扬清淡,以涤上部之邪,非取其味之重浊,以荡下部之实。

大黄黄连泻心汤加附子即为附子泻心汤,治表解后,热痞兼见恶寒汗出、卫外之阳已虚的痞证。尤在泾说:"按此证,邪热有余而正阳不足,设治邪而遗正,则恶寒益甚,或补阳而遗热,则痞满愈增,此方寒热补泻,并投互治,诚不得已之苦心,然使无法以制之,鲜不混而无功矣。方麻沸汤渍寒药,别煮附子取汁,合和与服,则寒热异其气,生熟异其性,药虽用行而功则各奏,乃先圣之妙用也。"(《伤寒贯珠集·太阳篇下·太阳救逆法》)

半夏泻心汤与小柴胡汤的异同。半夏泻心汤即小柴胡汤去柴胡加黄连、干姜,不往来寒热,是无半表证,故不用柴胡;痞因寒之气互结而成,用黄连、干姜之大寒大热者,因此证起于呕,取半夏之降逆止呕,生姜能散水气,干姜善散寒气,今寒邪留滞,故以生姜易干姜也。由此可见:和内外之气宜柴胡、生姜,即小柴胡汤之例;和上下之气宜干姜、黄连,即半夏泻心汤之例。

半夏泻心汤去黄芩加桂枝即名黄连汤,药仅一味之异,而主治证候却截然不同,前者以痞满呕逆为主,属寒热结于一位;后者以呕吐腹痛为主,属上热下寒。煎法亦有所区别,前者去滓再煎,取其温凉混和,后者只煎一次,取其个别之功。

生姜泻心汤与半夏泻心汤比较,只是减少了干姜而增加了一味生姜,且以生姜为名，其义重在散水气之痞可知。黄宫绣说："生姜……走而不守，干姜……守而不走。"（《本草求真·上编》）这话虽然未完全合理，但也符合我们传统用法，温中多用干姜，发散多用生姜，生姜配半夏长于散水气，止呕逆，本方用生姜为胁下有水气，干噫食臭者设。

旋覆代赭石汤是生姜泻心汤之变法，生姜泻心汤去芩、连、干姜，加旋覆花、代赭石，即为旋覆代赭石汤。两汤证均有心下痞硬，而生姜泻心汤重在胃虚食滞、水气下趋而作利；旋覆代赭石汤重在胃虚痰阻、虚气上逆而作噫。取治水气下趋而利者，必用生姜以散水，取治虚气上逆而噫者，必用代赭石以镇逆，二条对勘，益见仲景治方之妙。

甘草泻心汤与半夏泻心汤相同，唯甘草增加1两，原方无人参，但参照《金匮要略》与诸家看法，应有人参。方以甘草命名者，取和缓之意，因于误下，胃中大虚，客气上逆，重用甘草以泻心除烦，一以补胃中之空虚，一以缓客气之上逆，是甘草得位而三善备。倍加干姜者，本以散中宫下药之寒，且以行芩、连之气而消痞硬，佐半夏以除呕，协甘草以和中，干姜任重而四美俱。

生姜泻心汤、甘草泻心汤、半夏泻心汤分治三阳之说。柯韵伯说："《内经》曰，腰以上为阳，故三阳俱有心胸之病，仲景立泻心汤，以分治三阳，在太阳以生姜为君者，以未经误下而心下成痞，虽汗出表解水气犹未散，故微寓解肌之义也。在阳明用甘草为君者，以两番妄下，胃中空虚，其痞益甚，故倍甘草以建中，而缓客邪之上逆，是亦从乎中治之法也。在少阳用半夏为君者，以误下而成痞，邪已去半表，则柴胡汤不中与之，又未全入里，则黄芩汤亦不中与之矣。"（《伤寒来苏集·伤寒附翼·太阳方总论》）此说可供参考。

泻心汤证与干姜黄连黄芩人参汤证，源同而流异。干姜黄连黄芩人参汤治伤寒吐下后，食入即吐，此为寒格逆证，本方用泻心之半，不名泻心者，以泻心汤专为心下痞之法，寒热相结于心下而成痞满，寒热相阻于下而成格逆，然而寒热同治则一（注：条文序码，据重庆市中医学会编注新辑宋本《伤寒论》）。

厥阴病中寒厥和热厥的探讨

张云鹏

《伤寒论》厥阴病的关键，突出一个"厥"字。论中指出："凡厥者，阴阳气不相顺接，便为厥，厥者，手足逆冷者是也。"它概括了寒厥与热厥的共性。兹就厥阴病中寒厥与热厥，初步探讨如下。

一、寒厥的病机与治疗

寒厥证，是三阴传厥阴合病之证，乃阴寒内盛，阳气衰微，不能达于四肢所致。阳衰则阳气不足，外邪侵入易为寒化，由于火衰失固，故出现下利厥逆而恶寒者(353)或手足厥寒，脉细欲绝(351)。寒厥之证，非用大温之剂，不能还阴阳之气于顷刻，故提出："诸四逆厥者，不可下之，虚家亦然。"(330)"伤寒五六日，不结胸，腹濡，脉虚后厥者，不可下，此亡血，下之死。"(347)只能用回阳救逆，温通经脉之法。

治疗寒厥的代表方，首推四逆汤，论中"大汗若大下利而厥冷者，四逆汤主之"(354)。目前临床上用于真心痛而阳气欲脱者，喘证而心肾俱脱者，以及麻疹逆证正不胜邪者，均有较好的疗效。如笔者治赵某，女，33岁。泄泻日有7次，呈水样或完谷不化，腹痛喜按，得温则舒，恶寒肢冷，脉细，舌淡苔薄。此肾阳不振，脾亦衰惫。投以制附片30克，干姜10克，炙甘草6克，肉桂2.4克，茯苓30克，太子参10克，白术10克。药后得效。《伤寒论》："下利清谷，里寒外热，汗出而厥者，通脉四逆汤主之。"(370)本方临床常用于真寒假热，下利厥逆，吐泻等症。如《广东医学》1963年第2期报道许小逊治周某，大吐大泻之后，汗出如珠，厥冷转筋，干呕频频，面色如土，肌肉消削，眼眶凹陷，气息奄奄，脉象将绝，此败象毕露。处方：炮附子30克，干姜150克，炙甘草18克。一边煎药,一边灌猪胆汁,幸胆汁纳入不久,干呕渐止,药水频投,徐徐入胃矣。是晚再诊,手足略温,唯险证尚在。处方:炮附子60克,川干姜45克,炙甘草18克,朝鲜参9克。急煎继续投药而转危为安。

"手足厥寒,脉细欲绝者,当归四逆汤主之。"(351)本方用于血虚寒凝厥逆证。据《上海中医药杂志》1962年10月报道,张月波用当归四逆汤配合西医抢救措施,治疗急性苯胺中毒6例,获得良效。还用于肢端青紫症,脱疽,拘挛症,骨痹等症。如朱寿康医案:吴某,男,38岁,技术员。外出工作,两手及面部出现青紫,尤以手指、鼻尖、耳郭最明显,手逆冷及腕,脉沉细舌质胖嫩,舌苔白。属阳气虚弱,不能温营四肢,寒邪外袭,致血脉凝涩,经脉不通。治以当归四逆加吴茱萸、生姜汤原方,后加黄芪服10剂而愈。再如笔者治赵某,男,42岁,设计人员。右下肢麻木胀痛而有冷感,步履尤甚,不能行走,舌质微紫,苔薄腻,脉弦。病为寒凝经络,治以当归四逆汤,桂枝量初由12克,后增至30克,加牛膝、鸡血藤,病情逐渐好转,1个月后能出差于东北。

寒厥也有由于水饮致厥的,如:"伤寒厥而心下悸,宜先治水,当服茯苓甘草汤。"(356)水饮内停,胸阳被遏,不能达于四末,则四肢厥冷。治以温胃化饮,通阳利水,不治厥而厥自可回。

"伤寒脉促,手足厥逆可灸之。"(349)寒厥之证,亦可用灸法。如《续名医类案》窦材治一妇人时时死之,已二日矣,凡医作风治之不效,窦与灸中脘五十壮而愈。

"伤寒本自寒下,医复吐下之,寒格更逆吐下,若食入口即吐,干姜黄芩黄连人参汤主之。"(339)本方用于厥阴寒格吐逆者,翻胃、隔间有热,中焦伤寒之证。汪石山治一人,年逾六十,形色紫,平素过劳好饮,病膈,食至膈不下,则就化为脓痰吐出,食肉过宿吐出,尚不化也,初卧则气壅不安,稍久则定。汪诊之,脉皆浮洪弦虚,曰此大虚证也。医见此脉,以为热证而用凉药,则愈助其阴,而伤其阳,若以为痰为气,而用二陈香燥之剂,则益耗其气而伤其胃,是以病益甚也。况此病得之酒与劳,酒性酷烈,耗血耗气,莫此为甚,又加以劳伤其胃,且年逾六十,血气已衰,脉见浮洪弦虚,非吉兆也。宜以人参9克,白术、归身、麦冬各3克,白芍2.4克,黄连1克,干姜1.2克,黄芩1.6克,陈皮2.1克,香附1.8克。煎服5剂,脉敛而膈颇宽,饮食亦进矣。

《伤寒论》认为,下利后脉绝,手足厥冷,晬时脉还,手足温者生,脉不还者死(365)。说明积极治疗,则预后较好,如果厥逆不止,灸之不温,脉亦不还

(362)，则预后不好。

二、热厥的辨证与抢救

热厥是三阳传厥阴合病之证，如邪热深伏于里，阳气被阻，为真热假寒之病，阴衰则阴液不足，外邪侵入易为热化，临床以热、厥、利并见为多。汪琥："厥阴所难治者，唯发厥一证，据仲景论中，真寒之厥，十居其七，郁热之厥，十仅二三，以故今医治厥，每以热证作寒治者，其误良多，殊不知寒厥证，仲景治疗虽多，而病者十不得一。热厥者，仲景治法虽少，而病者十居其九。"对厥阴病热厥的临床作了补充。

热厥的临床表现是："厥深者热亦深，厥微者热亦微。"(335)有人认为，热深厥深，不仅四肢厥冷并且神志昏迷，所谓"内陷""内闭"之类。热厥可以开始发热，后厥而利；或开始发热下利，以后出现厥逆；或开始即有厥逆，后出现发热下利。至于条文中所列日数，如厥几日，热几日，仅是对比厥与热的程度而言，以作预后的判断，并非真有厥几日，热几日，再厥几日。关于热与厥，陆九芝说："此其热固是热，而其厥则更是热，非当其热时则为热，而当其厥时，即为寒也。""自有不明此语者，妄谓在热则热，在厥即为寒，是一气也，而五日能寒，五日能热则当此五日厥时用热药，彼五日热时用寒药，而如厥后复热，则前五日之热药必为祸，热后复厥，则前五日之寒药必为灾，天下岂有此等病情，此等治法乎?"陆氏能认识到厥阴病中有热厥，是可贵的。

热厥之证，有用清法，如："伤寒脉滑而厥者，里有热，白虎汤主之。"(350)本条是概括了多种急性热病的提示，如暑温、风温、春温、温毒等证。在黎庇留伤寒医案中用的白虎汤治疗热厥，谭某之女，发热，医数日未愈，忽于黎明邀诊，至则其发热大渴，手足厥逆，脉浮滑，遂断曰："此热厥也，太阳表邪随热气入里，致阴阳气不相顺接而厥耳。"此证原系少阳，小柴胡汤本可解决，乃误服以燥药为主之剂，故变为热厥也。遂以大剂白虎汤而愈。

"伤寒一二日至四五日厥者，必发热，前热者，后必厥，厥深者热亦深，厥微者热亦微，厥应下之，而反发汗者，必口伤烂赤。"(335)这种厥多是急性热病的危重期，其来势较急，必发热是说热厥必由发热而来，尤其是多由高热变化而来。热厥应用承气汤之类攻下通里，是仲景抢救危重急症临床经验的结晶，有现实的指导意义。笔者曾治热厥邪盛之证：吴某，女，48岁。近1周来右肋疼痛拒按,发热,身黄,一日来血压有时下降为 0,西医诊断为急性胆道感染,中毒性休克,邀笔者会诊,中西医共同抢救。诊时,神识不清,时有谵语,扬手掷足,四肢不温,气促,腹胀满,已 4 日未更衣,小溲黄赤,舌质红,苔焦黄而褐,脉伏。病由肝胆热毒,腑气闭塞,即仲景所说"前热者后必厥……厥应下之"之例。投以大承气汤加清热解毒之品,一剂而神清,大便得通呈黑色,脉伏较起而肢温,继后血压与血象正常,热厥亦除。

厥阴病篇还有:"下利谵语者,有燥屎也,宜小承气汤。"(374)《医宗必读》:"五月怀患伤寒至五日,下利不止,懊侬腹胀,诸药不效,有以山药、茯苓与之,虑其泻脱也。余诊之,六脉沉数,按其脐则痛,协热自利,中有结粪,小承气汤倍大黄服之,得结粪数枚。遂利止,懊侬亦痉。"有报道用下法治疗真热假寒下利:吴某,2 岁,病下利,目闭,身冷,前医认为少阴证,投以理中四逆之剂,病转危笃。后医诊其脉,寻按均不可得,据前医云,脉绝已半日矣,细思若脉绝半日,岂有生机尚在? 其中必有原因。遂启齿观察,见其舌苔黄燥;再视其肛门,周围红赤异常;验其大便,则甚黏腻,下利虽频,而量极少,与少阴之下利清谷大相悬殊。此系伏热,热深厥深,故见身冷脉伏。内真热而外呈寒象也,遂依"热淫于内,治以咸寒,佐以甘苦"之旨,与调胃承气汤加味。处方:朴硝 7.5克,大黄 4.5 克,黄芩 3 克,黄连 2.4 克,甘草 2.4 克。服后数小时,下黑粪甚多,脉出,肢温,知渴喜饮。次日按原方续服 1 剂,竟告获愈。

"热利下重者……白头翁汤主之。"(371)热毒下利为急症中的常见之病。据兰州《科技资料汇编》报道,用加减白头翁汤治疗成人急性细菌性痢疾 58例,有效率为 94.8%。笔者曾治方某,女。诊得滞下红白之冻,里急后重,舌苔黄腻,脉滑数。此肠中湿热积滞为患,由气而伤荣,坚肠、活血、化积、导滞可也。予白头翁 12 克,黄柏 6 克,黄芩 6 克,当归 10 克,桃仁 6 克,金银花炭10 克,焦山楂 10 克,赤芍、白芍各 6 克,槟榔 4.5 克,炙甘草 1.5 克。3 剂痢止。

热厥阶段,应正确地及时地识别热邪内伏的病机,透过现象,看到疾病的本质,不失时机,予以清热,或用攻下,使热毒外泄,则病易愈。如果失治误治,邪气内盛,则可进一步恶化,如"阳气退为病进"(342),"躁不得卧者死"(344),"厥不止者死"(345)均为预后差。

在热厥转变为寒厥,或是寒厥的病程中,如果发生"除中"是患者临终之前兆(333),为死候。

上述可见，厥阴病的厥证，寒厥有里真寒，外假热之象；热厥有里真热，外假寒之候。这就增加了辨证上的困难，而又病情危笃，刻不容缓，因此识别寒厥与热厥，特别是热厥，在临床上是首要一环。在明确诊断的前提下，果断地处理正邪之间的关系，是能够转危为安的。

《伤寒论》学术思想阐释简介

沈丕安

汉代末年的战乱时期，民不聊生，热病流行。张仲景看到热病以伤于寒邪居多，死亡率很高。他依据《内经》的理论，创新性地使用中药在医疗第一线医治救活了许多患者。在临床实践的基础上，积累了经验，著成《伤寒论》一书，指导中医临床 2000 年，至今仍在发挥着作用。《伤寒论》是中华民族祖先智慧的结晶，与疾病斗争的丰硕成果。

一、《伤寒论》总的内容

（一）伤寒是伤于寒邪的疾病

1.《伤寒论》论述的是感染性疾病 《伤寒论》究竟论述和医治什么病证？伤寒是伤于寒邪之意，所患的疾病是人类最常见的，对于人类危害性最大的感染性疾病，发热及其并发症。细菌和病毒等微生物感染至今仍然危害着人类的生命和健康。

张仲景并说，他没有论述温病。温病是流行性传染病，因而虽然与伤寒都是外感发热性疾病，但是两者不同，温病是感受疫邪而发热。

2.《伤寒论》是辨病辨证辨脉等全面性的论治 《伤寒论》的每一节的题目都是"辨某某病脉证并治"，说明张仲景早已系统性地提出感染性疾病及其并发症的辨病辨证和辨脉相结合的观点和治疗方药。对于同一病证不同的症状所用的方剂还需要加减，张仲景作出了对症治疗的示范。桂枝汤可作为调味品，同时吃热粥一碗，这是在使用药膳治疗普通感冒。张仲景也作出了示范。这些都说明《伤寒论》是辨病论治、辨证论治、对症治疗、药膳治疗，全面性的论治，而不是单一的辨证论治。

3.《伤寒》方剂移用治疗杂病,《金匮》作出了示范 《伤寒论》的方剂并非仅仅治疗伤于寒邪的发热疾病,《伤寒论》三阳病、三阴病的基本用方,张仲景在《金匮要略》中移用于治疗杂病,如麻黄汤、桂枝汤、大小青龙汤、泻心汤、五苓散、猪苓汤、白虎汤、大小承气汤、麻子仁丸、大小柴胡汤、大小建中汤、四逆汤、通脉四逆汤、吴茱萸汤、乌梅丸等。当然《金匮》有自身的内容,并创建了大量的《伤寒论》所没有的新型方剂。《金匮》的移用,这为后世作出了示范。元明以后使用《伤寒》方剂治疗内科杂病逐渐得到了普及。

(二)《内经》三阴三阳之字义解释

手足三阳三阴、十二经脉是《内经》提出的经络理论。三阳病、三阴病是《内经》提出的病变理论,《伤寒论》三阳病、三阴病是张仲景提出的辨治理论。

1. 太、明、少、厥指正常人的正气多少 三阳之太、明、少;三阴之太、少、厥是什么意思?据王冰注解《内经》提出,太阳阳气渐盛而盛大,似上午的太阳;阳明为两阳合明,阳气最明,似中午的太阳;少阳阳气渐少,似下午的太阳,说明三阳之中太阳之阳气最多,少阳之阳气最少。这是指人的正气。太阴阴之正气最盛,少阴阴之正气衰退,厥阴阴气已尽。这也是指人的正气。厥为尽之意。

《素问·至真要大论篇》提出:"帝曰,阳明何谓也? 岐伯曰,两阳合明也。帝曰,厥阴何也? 岐伯曰,两阴交尽也"。

2. 太、明、少、厥指伤寒的病气多少 在《灵枢》上有一段足之十二经脉,以应十二月,手之十指,以应十日,对于三阴三阳与日月均有相应的论述。其中提出两阳合于前为阳明,两火并合为阳明,因而阳明火最盛,发热则最高;两阴交尽为厥阴,厥阴则寒冷。

《灵枢·阴阳系日月》:"故足之十二经脉,以应十二月。月生于水,故在下者为阴。手之十指,以应十日。日主火,故在上者为阳。黄帝曰:合之于脉奈何……辰者三月,主左足之阳明;巳者四月,主右足之阳明。此两阳合于前,故曰阳明……戌者九月,主右足之厥阴,亥者十月,主左足之厥阴。此两阴交尽,故曰厥阴……丙主左手之阳明,丁主右手之阳明,此两火并合,故为阳明。"

3. 笔者的认识 张仲景在传承《内经》理论的基础上,结合临床作出了创新性的发展。《伤寒论》三阳病论述的是感染性发热疾病及其一系列并发症,并都分为经证和腑证二类。三阴病论述的是感染性腹泻疾病及其严重的并发症。

伤寒太阳病发热,并有恶风、恶寒症状;阳明病是大热,热度最高;少阳病寒热往来,这阳气是指病气。三阳病应是太阳病病气初起,最轻。阳明病阳气最盛,是病气最盛。少阳病病气寒热阴阳最为错杂。三阴病也是如此,太阴病正气最盛,而病气最轻,少阴病正气衰弱,而病气最重,厥阴病两阴交尽,而阳气渐生,病气最为复杂。因此,三阴三阳难以采用阴阳之气的多少来进行分析,后世就逐渐淡出了临床。

4. 后世的认识 对于《伤寒论》后世的认识发生了分歧,分成两派。一派专门从事学习研究《伤寒论》,临床只使用《伤寒论》和《金匮要略》的方剂治病,称为经方派,影响至今。另一派从元代朱丹溪开始,将十二经脉辨证作为历史对待,书中内容第一次没有提及伤寒六经辨证,只是引用了《伤寒论》的部分方剂,并自制了一系列方剂,如左金丸、越鞠丸、六郁汤等。他又将太阳病中风改称为外感和伤风,伤风感冒的概念沿用至今。朱丹溪并第一次质疑古方能否治今病,这一观点对于后世的影响很大。元代王安道,将《伤寒论》的方剂不治伤寒,而提出移用于治疗内科病证。说明金元时期对于《伤寒论》已经开始有了争论和变化。明清以后在南方则争论和变化更大,于是产生了时方学派,产生了温病学说。

5. 经方的剂量 《伤寒论》方剂的结构都是药味少,剂量大。按照《温病条辨》的记载,金元的李东垣提出,剂量应打六至六五折。例如,生石膏半斤~一斤,一斤 16 两,以六折计算,为 4.8~9.6 两,现制中草药一两为 30 克,折算为 140~280 克,较现代大了约一倍,一般尚不会有不良反应。桂枝汤,桂枝 3 两,打六折,为 1.8 两,折算约为 54 克,较现代大多了。

二、伤寒三阴三阳六经病证

(一) 关于伤寒三阳病证

1. 太阳病 分析太阳病所论述的一系列病证,这是从普通感冒、上呼吸道感染,逐渐演变为急性支气管炎、哮喘性支气管炎、急性肺炎、肺脓疡、胸膜炎及消化道感染,胃炎、肠炎、肝炎、胰腺炎等一系列疾病。至今对于肺支气管炎症,发热,咳嗽,气喘,痰多,麻黄汤、麻杏石甘汤、大小青龙汤等仍然是最主要的方药。对于胃炎,泻心汤系列是最主要的治疗方药。对于急性胃肠炎,葛根汤、葛根芩连汤为最主要的治疗方药。对于黄疸型肝炎,茵陈蒿汤为最主要的治疗方药。对于急性胸膜炎、腹膜炎,大、小陷胸汤为最主要治疗的方药。对于热退后,余热未净,心中烦躁,栀子豉汤为最主要治疗的方药。对于瘀血性疾病,《伤寒论》称为蓄血证,抵当汤、桃核承气汤为最主要治疗的方药等。中风证、伤寒证称为太阳病经证;水逆证、蓄血证称为太阳病腑证。但是《伤寒论》只有水逆证、消渴证和小便不利证的证名,使用五苓散治疗,这与《金匮要略》水逆证、消渴证和小便不利证是一致的。《伤寒论》《金匮要略》和历代注家都没有蓄水证的证名。而是前辈注家想象而编出来的。

2.阳明病 阳明病《伤寒论》称为胃家实,说明病变在阳明胃经和胃腑。因而,阳明病分为阳明经证、阳明腑证二类。阳明经证病变在经脉,为高热一类疾病,阳明腑证病变在胃肠三焦,为急腹症一类疾病。

(1)阳明经证:有四大症状,身大热、口大渴、汗大出、脉洪大。发生这四大症状的疾病较多,病毒感染性高热,如流行性感冒性高热,早期腮腺炎高热;病毒性脑炎高热,早期流行性乙型脑炎高热等。免疫病高热,如成人斯蒂尔病高热、儿童风湿病高热、儿童类风湿关节炎高热、早期系统性红斑狼疮高热、早期系统性硬皮病高热、脂膜炎高热,其他如血液病高热、肺癌高热、中暑高热、烧伤高热等,笔者在病房中都医治过,白虎汤加减退热有非常好的效果。至于细菌感染、真菌感染或混合感染,在使用抗生素的基础上,加用白虎汤,也会有助于退热。说明白虎汤退热,可以涵盖所有的发热疾病,都可以使用。有的可以单独使用,有的可以配合使用。

有人说白虎汤是用于治疗高热实热的。那么,低热、内热、虚热,是否可以使用?张景岳玉女煎就是白虎汤加减变化之方,生石膏、知母与熟地、麦冬同用,用于治疗肾虚低热、内热、虚热,清热有非常好的效果。说明白虎汤退热具有普遍性,只是配伍和剂量不同已。君药生石膏的剂量书上为半斤至一斤(140～280克)。

笔者经验高热生石膏宜用90～120克,低热宜用30～60克,内热宜用15～30克。现已证实,生石膏具有抑制体温中枢的作用;知母与之同用能增效。

(2)阳明腑证:有发热、腹痛、腹硬、不大便、口干等症状,发生这些症状的病情似为急腹症及其并发症,包括急性单纯性胰腺炎、坏死性胰腺炎、急性腹膜炎、肠梗阻等,并发生失水、电解质紊乱、中毒性休克等严重并发症。在

2000多年前死亡率是很高的。三承气汤,大黄、芒硝以泻下;枳实、厚朴以解痉止痛,对于其轻症可能会有部分患者经治疗而存活了下来。现代急腹症属于西医外科的病种。失水、电解质紊乱和中毒性休克都可以得到及时的纠正,死亡率已经显著下降。中医中药可以配合治疗或者在康复阶段进行调理。

3. 少阳病　少阳病论述的是肝胆、胰腺、胃肠一类疾病。对于急性胆囊炎、急性胰腺炎、急性胃肠炎、慢性肝炎、免疫性肝炎、溃疡性结肠炎等,大、小柴胡汤加减,至今仍然是常用的方药。柴胡既能退热,又能疏泄肝胆,调节肠胃功能,是治疗这类疾病的主要中药。黄芩、黄连以清热解毒,消除炎症,大黄以泻下,加速排泄。

笔者在长达50多年的临床中,尤其是在病房中曾收治了各种各样的疾病,其中有大量的发热患者。当时上海中医界提倡使用中医中药为主治疗,笔者坚持以中药为主,重症则中西医结合治疗。退热的主要方药就是白虎汤和柴胡注射液。

(二) 关于三阴病证

三阴病证论述的是急性感染性腹泻,包括急性胃肠炎和急性细菌性痢疾的临床表现及其并发症,失水、电解质紊乱,虚脱、休克、心衰等的治疗方药和预后。

1. 太阴病　太阴病腹泻证较轻较慢,是慢性肠炎急性发作;理中汤、建中汤至今仍然是治疗中焦脾胃虚寒,或者是中药滑肠所引起的腹痛腹泻的主要方药。

2. 少阴病　少阴病论述的急性腹泻,是以"下利清谷"为主,可能为急性肠炎和食物中毒及其并发症,包括脱水、虚脱、休克、电解质紊乱等。四逆汤、吴茱萸汤,所使用的附子、人参、吴茱萸是中医升高血压,强心、增快心率的主要方药。所使用的一大碗药汤,苦酒(米醋)、猪胆汁,不仅仅是增加了液体,无形之中纠正了酸碱平衡和电解质平衡。

腹泻的并发症,脱水、休克、电解质紊乱等,现代都能得到及时纠正解决,绝大多数已经不成为一个严重性问题。哪位中医内科专家如果不懂得的话,这会授人以柄。

3. 厥阴病　厥阴病论述的比较复杂,主要临床表现有发热、腹泻、下重、大便脓血、呕吐脓血、手足逆冷、口渴,这些症状为急性细菌性痢疾,并发中毒性症状菌血症和毒血症。

急性细菌性痢疾属于肠道传染病,发病率已经显著下降。笔者在 30 年前夏天曾遇到很多,使用清热解毒、通因通用的治法,白头翁汤加小承气汤效果显著。重一些的使用中西医结合的方法,并发症都可以及时处理,没有死亡率。现今夏天可能会有散发,但必须转肠道科,中医内科已经看不到了。

引起手足逆冷的疾病较多,正常妇女冬天手足发冷是很多的。当归四逆汤、四逆散,用于疏通经脉,调节气血,至今仍在使用,效果是很好的。蛔厥病我国绝大多数地区现在已经没有了。

三、后世的研究

1.《伤寒论》前辈的研究 《伤寒论》在长达近 2000 年中,自宋代《注解伤寒论》起研究发扬的中医专家很多,达 300 多家,尤其是清代最多,如《伤寒来苏集》《伤寒贯珠集》等。他们受到清代考据学思潮的影响,因而大多是注解、诠释,旁征博引,从文字到文字。有的是从条文归纳分析,有的是从方子归纳分析,文字工作非常细致,为现代研究《伤寒论》打下了条文方剂和文字的基础。这反映那个时代的学术情况,会看病的医生忙于临床,没有时间写作。有的医生有空闲时间写作,但患者较少,临床经验不足。那个时代两者俱全的高水平中医毕竟很少。

2.阐释应以病证为纲 《伤寒论》原著是以六经病及其各种病证症状,各种临床表现为纲的,然后提出不同的治疗方法和方剂,以及加工方法、服药方法,并且必须与《金匮要略》结合起来,《伤寒论》的许多病证《金匮》也有,这样才能更深入地理解《伤寒论》。许多中医前辈医家以方剂为纲,用以分析《伤寒论》,如麻黄汤证、桂枝汤证、白虎汤证、承气汤证、柴胡汤证、四逆汤证等,这样就会将《伤寒论》变成了方剂学著作,在无形之中降低了《伤寒论》的学术价值,中医自身在无形之中成了废医存方的开端。并且出现了许多解释错误,如五苓散的阐释就是错的。虽然按照著作原貌的编写方法难度要高,但今人的阐释必须依据《伤寒论》的原貌,展示《伤寒论》的学术水平。因此必须在传承《伤寒论》原貌的基础上,才能进行发挥创新。如果离开了《伤寒论》原貌的阐释,这样的著作只能反映过去时期一个阶段的认识水平。

3.《伤寒论》没有蓄水证的证名 由于前辈医家以方剂为纲,五苓散证提出一个蓄水证的证名。可是笔者翻遍了《伤寒论》和《金匮要略》没有查阅到蓄水的概念。原来这是个别中医前辈编造出来的。对于古代的著作，可以传承，可以阐释，但必须尊重原著，绝不能篡改原著，将自己的观点、自己编造的证名、创新的内容，冒充古人加到古人书中，前辈中医可以理解谅解。我们这一代就不可原谅，这是一个学术态度是否端正问题。自己的学术观点、编撰的病证名称、临床经验等，都可以编写，但必须明确地与古人古书的内容分开，绝不可混淆。至于蓄水证，如果哪位专家查阅到了，说明这是笔者看书不多，知识有局限性。

4. 明清时期的两大学派　元明以来有中医提出古方不能治今病，不能泥古而不化的观点。被经方学派指责为离经叛道，违反圣意。古方就是指经方，圣意就是仲景之意。有了否定才能前进，才有创新，因而明清时期的中医学术有了重大发展，出现了理论创新。以清初叶天士为代表，发展并创建了温病学说，并在江南逐渐形成了时方学派，创制了一系列新型的方剂。理论上形成了伤寒和温病两大学说，伤寒为感染性疾病，六经辨证；温病为流行性传染病，卫气营血辨证。中医界形成了经方和时方两大学派。张仲景被尊为医圣，叶天士被尊为亚圣。一北一南两座顶峰，将中医推向了学术发展的高潮。清末至民国年间的中医学术，传承有余，创新不足，重视临床，忽视科研。他们在西医的挤压之下，顽强地传承了下来，并培养了一大批中医中药人才，直到中华人民共和国成立后，在党的中医政策下才获得了新生。

5. 疾病谱发生了变化　进入 21 世纪，人民生活水平已经显著提高，人们的健康状况、免疫功能也已显著提高。现代的疾病谱发生了重大的变化。细菌性感染已经能够迅速控制。许多烈性流行性传染病已经消失，没有发病了，连上海市传染病医院已改建了。但病毒感染，有早已研究的，并不断出现新型的病毒，每隔几年就会有一次大的流行，仍有死亡率。自身免疫性疾病和肿瘤在不断增多，发病率显著增高。自身免疫病成为难治性病种，晚期肿瘤成为死亡率最高的病种。

6. 阐释《伤寒论》要结合时代　清代末年我国已经出现了中西医汇通学派，提倡中西医结合。现代中医必须不断地提高中医的理论水平和医疗水平，引进现代科学知识，引进西医知识，提高中西医结合水平。中医只有自身发展壮大，才不会落后于时代，被人家说三道四。因而笔者尝试采用中西医结合的方式来阐释探讨《伤寒论》的内容。

阐释《伤寒论》，一代人要有一代人的理解，一代人要有一代人自己的观点。当今我国中医西医，两门医学并驾齐驱，必然会相互影响，都需要传承发展。当今西医发展迅速，是由全世界的科学家和医学家在研究。中医主要是由中医人单枪匹马地传承与研究，交叉学科的研究力量比较薄弱。阐释研究《伤寒论》的思维方法常常停留在以前的水平，必须要有所改变才能发展。

在广泛使用抗生素和激素的现代，在医治感染性疾病时中医中药的经方还能有所作为吗？笔者的回答是肯定的。但现代中医绝不能撇开西医，像清代时期那样，那时只有中医一门医学。因此，阐释《伤寒论》必然需要结合西医知识，这样许多内容才能讲得清楚。

中医绝不能停留在100多年前的水平，被人说中医是张果老倒骑毛驴，慢慢腾腾地前进，总是朝后看的。有人说只有中医人还在说着清代人的话，让人听不懂，脱离了时代，局内人说他们是重复着清代中医人的观点，缺少新意。这样的中医虽然是少数，但他们会表示自己代表的是传统的、正宗的中医，代表经方派。这样的思想影响可能还会长期存在下去。但他们的中医知识是片面的，局限性很大，现代所谓经方派实际上是停留在古代的水平，常常不如古人，更解决不了现代的临床问题。

7. 提出辨查论治的观点　现代各家中医医院都配有检验科、计算机断层扫描(CT)、磁共振成像(MRI)、功能科室，大量的检查数据，过去是没有记载的。现代临床中医绝不能视而不见，充耳不闻，或者不懂装懂。因而笔者提出辨查论治的观点，对于不正常的检查数据，中医必须提出治疗方药，而并非仅仅是改善症状，调理而已。中医必须跟上时代的步伐，在传承经方时方的基础上，提出创新的观点，创建新型的方剂，建立新型的现代学派，时代学派。为中医现代化科学化做出努力，做出贡献。

对"伤寒六经提纲"的商榷

严世芸

多少年来,伤寒六经提纲被后世医家推崇备至,奉作准绳;因循相袭,以为真理。而笔者纵览《伤寒》全貌,结合临床实践,认为:六经提纲实是研究伤寒论的桎梏。

古今研究《伤寒论》的学者,大都惯以"六经提纲"来总挈六经病证。笔者则认为,"伤寒六经提纲"之说的提出,在很大程度上束缚了人们对伤寒六经病的全面认识和正确理解。因此,拟略抒管见,以就正于同道。

考仲景《伤寒卒病论》一书,几经散佚,前贤多次辑集,早非南阳原书之旧,所谓"六经提纲"之说,本是后人提出。早在宋代,论述伤寒者已有各种版本,其撰次和内容各不相同。后世医家则以成无己注本所列"某某之为病"的条文为依据,逐渐形成"提纲"概念。例如,柯韵伯强调"六经提纲",他在《伤寒来苏集》中有"仲景立六经总纲法"、在《六经正义》中有"六经提纲,各立一局"之说,并明确指出"如太阳之头项强痛,阳明之胃实"等,"乃是六经分司诸病之提纲"。似乎《伤寒论》中的这六条文字就是六经中所有病症的高度概括。笔者拟从《伤寒论》原文全貌,并结合临床实际,试就这个"纲"的问题,加以具体分析和论证。

一、"太阳之为病,脉浮,头项强痛而恶寒"

《伤寒论》的"太阳"原寓有《素问》所称的"巨阳"之意。《素问·热论篇》说:"巨阳者,诸阳之属也,其脉连于风府,故为诸阳主气也。"《素问·评热病论篇》又说:"巨阳主气,故先受邪。"可见,外感之邪常先犯太阳。故仲景《伤寒卒病论》中所称的太阳病可出现于伤寒、中风、温病、风温、中热(暍)、湿病、痉病等。

　　根据《素问·热论篇》所载："伤寒一日,巨阳受之。"其主症是"头项痛,腰脊强"。虽然这里未提发热,但其前提《内经》早已说明："人之伤于寒也,则为病热。"则知发热是太阳病的重要主症,这对于上述各种病症都是必具的。尽管在外感病初起时未必即有发热,这一点仲景已有叙述,如说："太阳病,或已发热,或未发热,必恶寒,体痛呕逆,脉阴阳俱紧者,名为伤寒。"这里所述的仅是狭义伤寒的前驱证候,就太阳病整个病型来说,发热乃是必有之证。姑不论太阳病三纲鼎立说之是否正确,然这三大类病型无疑是太阳病的重要证候,而它们都具发热见证。如桂枝汤证之头痛发热;麻黄汤证之头痛发热,身疼恶风,无汗而喘;大青龙汤证之发热恶寒,无汗烦躁,以及小青龙汤证之咳而微喘,发热不渴等证候,发热均为必具之证。因此,既称"太阳病提纲",而不言发热,其纲领性与概括性已明显成为问题。

　　再看仲景在该条文中,较之《素问·热论篇》所说的"头项痛,腰脊强",不仅增加了脉象,而且还提出了"恶寒"症状。那么,"脉浮""恶寒"应该是太阳病所必具的了?看来未必都如所说。试以仲景原文为例："太阳病,关节疼痛而烦,脉沉而细者,此名湿痹。""太阳中暍,身热疼重而脉微弱……"足见脉浮也未必是太阳病的唯一脉象,因太阳病中概括了外感很多疾病,而六淫之邪伤及太阳,其脉象表现是有所不同的。

　　至于"恶寒"症状,虽然为太阳证所常见,但也不是它所必具的。例如"太阳病,发热汗出而不恶寒者,名曰柔痉""太阳病发热而渴,不恶寒者为温病"等,俱可为证。

　　由此可见,"脉浮,头项强痛而恶寒"并不能对太阳病起到高度概括的作用。况且,验证于临床实际,则太阳病中的项强,更非常见证候。所以,若把该条作为太阳病提纲,显然是不妥当的。

二、"少阳之为病,口苦,咽干,目眩也"

　　我们试再举柯琴《伤寒来苏集》之说为例："太阳主表,头项强痛为提纲;阳明主里,胃家实为提纲;少阳居半表半里之位,仲景特揭口苦、咽干、目眩为提纲,奇而至当也。"事实上,柯氏之所谓"至当"是大有问题的。

　　少阳病的病理特点是邪在半表半里,而见正邪交争。对此,仲景曾有明确说明,指出邪踞少阳是"血弱气尽,腠理开,邪气因入"的缘故。邪气"与正气相搏,结于胁下",故见胸胁苦满;"正邪分争",而见"往来寒热"。在其同时所见的"嘿嘿不欲饮食,心烦喜呕……或腹中痛"等证,则是半里之邪侵及脾胃所致,即仲景所说的"脏腑相连,其痛必下,邪高痛下,故使呕也"。由此可见,即使未见呕吐、腹痛,但"往来寒热""胸胁苦满"无疑是少阳病的主证。而"提纲"所载"口苦,咽干,目眩"以及"两耳无所闻,目赤"等症,乃是少阳邪热循经上扰而表现于苗窍的症状。《素问·热论篇》说:"少阳主胆,其脉循胁络于耳。"《甲乙经》说:"胆者,中精之府……咽为之使。"又少阳之脉起于目锐眦,少阳受邪而见"口苦,咽干,目眩"及耳聋等苗窍之证。这些只能说是少阳病的纲中之"目",而不能以此作为"提纲"。正如《伤寒论今释》所说:"本条少阳之提纲,则举其近似之细者,遗其正证之大者。"故柯氏举此为"提纲",亦是为条文所囿,而实不通仲景之意。

三、"阳明之为病,胃家实是也"

一般多认为阳明病是外感热病过程中阳亢邪热炽盛的极期阶段,其证候的性质属于里热实证。所以,对胃家实为阳明一经总纲之说几乎是无所怀疑。也有学者为了更圆其说,又强为曲解,如章虚谷所说的胃家实是统括了阳明经证和腑证,所谓"实",乃是受邪的意思,不一定指有形的燥屎才是实证。然而章氏所指的经证与腑证也很为费解。他所称的经证,虽是根据《内经》之文,以身热、目疼、鼻干不得卧为主症,这与宋代名医庞安常、朱肱等的论述固然符合,但如从《伤寒论》原文所载以及后世医家以白虎汤证为阳明经病者,其理解又各不相同。

由于"胃家实"一词属于病理性名词,而且概念又非常模糊,故历代注家各有不同解释。除上述章虚谷等人外,另如成无己以为是邪传入胃,热毒留结的病症;喻嘉言则以"胃家实"仅为阳明归腑之总称,并提出"阳明病其胃不实者多矣,于义安取乎"的疑问。程郊倩则认为"指腑病而可攻之阳明也",其言外之意,亦是"胃家实"三字不能赅括阳明病证。唯独柯韵伯之释最为费解,如所谓"胃实不是阳明病,而阳明之为病,悉从胃实上得来"等语,其迂回曲解,令人惊异!其他如沈尧封、方中行、黄坤载、尤在泾等许多注家亦人各异辞。由于"胃家实"的含义没有一个明确的概念,以致引起后世注家的任意发挥和随心解释。

值得注意的是,即历来所称六经提纲的条文,无论文字有简有繁,但其他五经的条文内容,都没有片字论述病因病机,并都直截了当地载明脉证,何独于阳明病既无脉又无证,而仅空泛地用"胃家实"三个字的抽象名词来作为一经疾病的"提纲"？我们读《伤寒论》者都知道它的体例非常严谨,方证药法条理井然,而独对于所谓"提纲"的条文,何以仲景反而自乱其例如此?！这无疑是一个很大的破绽。后世医家困于旧说,莫能自拔。今特把它揭示出来,并向海内贤达商榷。

如此之外,"胃家实"的"实"字,也是值得我们探讨的。古代部分医家虽有"实则阳明,虚则太阴"之说,但事实上阳明岂无虚证？太阴岂无实证？笔者固深知阳明主实热,太阴主虚寒之臆说,已积重难返,但仲景学说为后世所乱久矣,整理提高必须以仲景原文全貌为据,仅举一例说明:《伤寒论》曾把阳明病分为"中风"和"中寒",如说"阳明病,若能食名中风,不能食名中寒",并说明阳明中寒不能食是由于"胃中虚冷"所致,如"食谷欲呕,属阳明也,吴茱萸汤主之"。这难道不是虚寒性的肠胃腑证吗？从上述可见,阳明病绝非是"胃家实"三字可以概括的。

四、"太阴之为病,腹满而呕,食不下,自利益甚,时腹自痛。若下之,必胸下结硬"

这一条文是否能视作太阴病提纲,也是有待商榷的。诚然,上述症状属于太阴本脏寒湿固无疑义,故仲景又说:"自利不渴者,属太阴,以其脏有寒故也,当温之,宜服四逆辈。"本条所谓"脏"即指脾脏而言,太阴属脾,脾为湿土,固多寒湿。但是值得我们深思的是伤寒太阴证虽多寒湿之证而岂无湿热见证？既有虚证而岂全无实证？清代吴谦虽说:"太阴湿土,纯阴之脏也。故病一入太阴,则邪从阴化者多,从阳化者少。"但若从《伤寒论》太阴病条文分析,脾家湿热实证显然是存在的。如"伤寒脉浮而缓,手足自温者系在太阴。太阴当发身黄,若小便自利者,不能发黄"。这不正是太阴湿土之邪无从下泄,郁蒸而成湿热发黄吗？故喻嘉言释为"太阴脉见浮缓,其湿热交盛,势必蒸身为黄,若小便自利者,湿热从水道暗泄,不能发黄也"。陈修园亦指出"太阴寒证外亦有热证也"。而这种发黄系脾脏湿中有热,既有别于阳明发黄,更不同于阴黄,程郊倩注为"小便不利,必发黄,虽发黄不为阴黄"。《证治准绳·伤寒太阴病》中也指出有别于"身冷汗出脉沉而黄"的阴黄,王氏并举成无己之说以为"大抵黄家属太阴,太阴为湿热蒸之而致,《经》曰:太阴当发身黄是也"。以上诸家的论述是比较正确的。

在太阴病脉证中，还有太阴误下而见"腹满时痛"之证，患者虽无"呕吐"，亦"属太阴"。但这里所说的"腹满时痛"不同于太阴虚寒证的"腹满……时腹自痛"，两者一实一虚，最易混淆。仲景对太阳误下，邪入太阴而出现"大实痛者"，用桂枝加大黄汤主治，是十分明确的。但是，后世医家强为曲解，如尤在泾《伤寒贯珠集·太阴篇》认为："脾非自实也，因胃实而实也。"汪琥《伤寒辨注》也说："如腹满痛甚，又为大实之证……以其人胃家本实，虽因太阳病误下，热邪传入太阴，然太阴之邪已归阳明而入于腑。"尤、汪二氏将其归之为胃或阳明，然细绎仲景本意，他在这里用大黄之意，实不在于下阳明燥屎内结，而在于下太阴腐秽。对这一问题，我们可从仲景原文获得佐证。如后条所述："太阴为病脉弱，其人续自便利，设当行大黄、芍药者，宜减之，以其人胃气弱易动故也。"既然这里明确指出"太阴为病脉弱，其人续自便利"，又说"胃气弱"，则更足以证明桂枝加大黄汤证的"大实痛"不是阳明"胃家实"。其条文辞意彰彰明甚，后世注家困守太阴无热证、实证之旧说，因而歪曲了经文原意。

但是，也曾有不少学者认为误下而"腹满时痛"是脾虚。如《内台方议》谓："腹满时痛者，乃脾虚也，不可再下，与桂枝加芍药汤以止其痛。"这里必须澄清的是治疗"大实痛"的桂枝加大黄汤，是在桂枝加芍药汤基础上加大黄的。可知，桂枝加芍药汤证并非脾虚，而只是在程度上轻于"大实痛"而已。探究后人之所以多认为"腹满时痛"属于脾虚，是由于对芍药的作用认识不够全面。须知在汉代，芍药本无赤白之分。《神农本草经》谓之"主邪气腹痛"，《名医别录》称其能利"大小肠"，《药性论》也说它有"通宣脏腑壅气……治心腹坚胀"之功。仲景原文，也以芍药、大黄二药并称，正因其功用相近之故。因此，张志聪《伤寒宗印》曾说："《本经》凡下后皆去芍药，盖以芍药为苦泄也。"据此，仲景本条治则，正是"通因通用"之法。以上情况，足以证明太阴病既有因寒湿所致的，又有因湿热所致的；既有虚证，又有实证。所以，仅凭"腹满而吐，食不下，自利益甚，时腹自痛"这一条文，不能称为太阴病的提纲。

五、论者多认为少阴病为伤寒六经病变发展过程中最危重的阶段

一般以为病至少阴，已属元阳衰微，表现为全身之里虚寒证，它的主要脉

证为"脉微细,但欲寐"。上述脉证就是通常所称的少阴病"提纲",正如柯韵伯所说:"仲景以微细之病脉、欲寐之病情为提纲……凡症之寒热与寒热之真假,仿此义以推之。"但是,由于本条条文难以验证于少阴病的主要临床表现,故后人又多曲为解释,认为除脉微细、但欲寐之外,由于患者素质的强弱不同,可分为寒化和热化两大类型,并以寒化证为少阴虚寒本证等论述。这种说法似乎也成定论。然若细析仲景原意,其实也是似是而非的一种解释。所谓"寒化"和"热化",照理应理解为由少阴本证转化而成,但这与"寒化证为少阴虚寒本证"之说却又自相矛盾。既然说少阴本证是虚寒证,那么还有什么"寒化"可言呢? 固然,在伤寒病中,我们是可经常见到热证寒化,诸如太阳病大汗亡阳可寒化为少阴;阳明病误下可寒化,由太阴而进一步成为少阴证。但是少阴虚寒本证的"寒化"理论,则于理不通。

再说少阴"热化"的问题。既然少阴本证是里虚寒证,那么,所谓"热化"只能理解为由虚寒本证转化为热证。笔者认为少阴由寒化热的情况固然存在,但这是属于寒去阳回的范畴。而如见厥热胜复的阴阳消长等情况,仲景则在厥阴病中另有所论,也不能说是少阴病的"热化"。由此可见,少阴"热化"的理论同样难以成立。

然而,对于少阴虚寒和虚热的见证,都是客观存在的,应该说,它们都是少阴本证。因为少阴为水火之脏,邪伤其阳则为虚寒,邪损其阴则成虚热。正如许仁则所说:"阴阳伤寒者,则毒气伤阴阳气也。人身中有阴阳之气,阴阳者则寒热也。"张隐庵亦说:"少阴标本,不外水火阴阳。"笔者虽然对少阴本证的"寒化""热化"理论感觉未妥,但是根据《伤寒论》少阴病原文载有如下几种重要证候,即:一为寒盛阳微证;二为热灼阴伤证;三为土燥水干证。认为这三个部分应属主要证候(虽然少阴病还有其他证治)。例如见到"口燥咽干"、自利清水……心下必痛"或"腹胀不大便"等证时,属土燥水干,仲景采用大承气汤治疗,以急下存阴;如见"心中烦,不得卧"等证时,属于热灼阴耗,用黄连阿胶汤育阴清热。一种是急下存阴;一种是清热养阴,都为真阴耗伤立法。至于少阴伤阳证候,更是本病的主要证候。如真阳衰微而见"四肢厥冷""下利清谷"或虚阳上越而见戴阳等症。仲景用四逆辈回阳救逆之方,比比皆是。可是,如上述这样重要的少阴病证候,却都不见于"提纲"。而"提纲"中的"但欲寐"不仅与少阴虚热证"心中烦,不得卧"的见证相反,且即使在少阴虚寒证中也并非都是必具之证。至于脉象,少阴篇有脉沉数、脉紧、脉不至、脉浮、脉微欲绝、无脉、脉微涩等,多至不胜枚举,也绝非"微细"两字可以赅括。据此分析,"脉微细,但欲寐"不能起到概括性和纲领性的作用,故不能作为少阴病提纲,而且也不能说是少阴病的主要证候。确切地说,它只是少阴虚寒证的部分脉证而已。

六、《辨厥阴病脉证并治》是《伤寒论》中颇难理解的篇章

对此,历来医家聚讼纷纭,莫衷一是。至于"厥阴之为病,消渴,气上撞心,心中疼热,饥而不欲食则吐蛔,下之利不止"这一条,若视之为厥阴病的"提纲",也是很有问题的。

当然,我们应该承认该条文所载是属于厥阴病的症状,但是只能说是厥阴经络、脏腑的部分病证而已。我们联系仲景著述《伤寒》所撰用的《素问》《九卷》的有关理论,并分析仲景《伤寒》厥阴篇的内容,就足以证实这一点。

《灵枢·经脉》所载手足厥阴的病候,如嗌干、胸满、呕逆、飧泄、烦心、心痛等症,这些都与"厥阴之为病,消渴,气上撞心,心中疼热,饥而不欲食,食则吐蛔,下之利不止"等症有相契合或近似之处。但是《内经》所载的病证,远不止此。当然,我们不能认为《内经》中所载厥阴的所有病证都可见之于伤寒。另如《素问·热论篇》中有伤寒"六日厥阴受之,厥阴脉循阴器而络于肝,故烦满而囊缩"的记载;《素问·诊要经终论篇》把"舌卷,卵上缩"与"中热嗌干⋯⋯心烦"等症并举,《灵枢·经脉》也列唇青、舌卷、卵缩等症状。所以庞安时、朱肱等医家都把这些症状作为厥阴受病的重要依据,后人也多有这种认识。可是,我们在《伤寒论·辨厥阴病脉证并治》中却截然不见这些症状,这或许是仲景在撰用古书时有所选择,也可能原书脱简,我们对此姑置勿论。

现拟从仲景在厥阴篇中重点论述的厥证加以分析论证。仲景指出:"凡厥者,阴阳气不相顺接,便为厥。"他在厥阴篇中所论及的厥证包括有血虚受寒所致的"手足厥寒,脉细欲绝"的当归四逆证、"前热者后必厥,厥深者热亦深,厥微者热亦微"的热厥,还有"脏厥""蛔厥"乃至其他各种厥证。而这些证候在厥阴提纲条文中没有纲领性揭示。

根据阴阳胜复之理,后世注家对厥阴经的解释,如张隐庵以为"厥阴者阴之极也,夫两阴交尽是谓厥阴,阴极而阳生"。柯韵伯亦以"厥阴为阴中之阳"。唐代王冰亦说"厥,尽也。阴气至此而尽"。以上论述,都说明厥阴是阴尽阳生

的关键阶段。所以,在《伤寒论》厥阴篇中,仲景对厥热胜复的病情变化格外重视,描写得十分具体。如厥阴病若能得一阳来复,阳回厥退利止,阴阳平衡,即趋于痊愈;反之,若阳气不回,厥利不止,则可成为有阴无阳之危症。至如阳复太过,反生邪热,或上为咽痛喉痹;或下为热利便脓血;或外发痈脓。总之,厥热胜复是厥阴病中的重要病机表现,仲景于厥阴篇中论述备详。又如"干呕,吐涎沫,头痛"的吴茱萸汤证,也应该说是厥阴病的另一种症状表现。

虽然去古逾远,文献散佚,究竟《伤寒论》厥阴篇的原貌如何,笔者不敢臆测。但是,就似现存的厥阴篇中病症为据,其所列证候亦有多种情况,诸如上热下寒的寒热错杂证、厥热胜复的阴阳消长证,以及各种病机的厥证等,内容极为复杂,远远超出该条"提纲"所列的证候。因而,以此条作为厥阴病的"提纲",历代许多医家也早已置疑其间,更毋庸笔者辞费。

综上所述,不难看到伤寒六经病证皆有浅深轻重和寒热虚实的证候,而所谓"六经提纲"仅列某一阶段、某一部分或某一类型的临床表现,还有许多六经的重要证候都没有列入"提纲"之内,这是客观存在的事实。然既有"提纲"之名,理应有"提纲"之实。如果因其言而害其意的话,则毋宁摒其名而求其实。因此,我们研究伤寒应当摆脱"六经提纲"概念的束缚,从陈陈相因的片面认识中解放出来,而从仲景原文全貌进行深入研讨。唯有这样才能更好地探得仲景伤寒学说的真谛。

少阴病证亦有阴阳寒热气血之别

何立人

20世纪70年代，某日笔者休假回沪探望老师张伯臾，言及彼时曙光急诊有一男性患者，来院时休克，经多巴胺升压治疗，原发病控制，血容量充足，但是患者对静脉维持的多巴胺产生依赖，在逐渐撤退多巴胺的过程中，不论如何注意多巴胺减量的速度及幅度，当多巴胺低于某一浓度时，患者总是出现血压下降。旬日余，反复多次不解，诸医束手。急诊医师延中医联合治疗，多位中医医师均选用人参、黄芪、附子、干姜、龙骨、牡蛎等益气温阳药物，但均无疗效。无奈之际，恭请张伯臾医治。张伯臾见此患者后，出方一张，药仅四味，量循常规：柴胡、芍药、枳实、甘草——四逆散是也。药后疗效如桴应鼓，患者逐渐摆脱多巴胺依赖，乃至康复。张伯臾当时考问于我此病病机，答曰：阳气闭阻故。张伯臾微笑颔首，曰：诊此患者时，见患者胸腹温热，不欲衣被，唯四肢厥冷。据此推论病机为阳郁厥逆，故用此方。张伯臾治病，举重若轻，每言及于此，对他的钦佩缅怀之情，总是溢于言表。

四逆散方出于《伤寒论·辨少阴病脉证并治》。原文为："少阴病，四逆，其人或咳，或悸，或小便不利，或腹中痛，或泄利下重者，四逆散主之。"四逆散证是否属于少阴病？再次研读《伤寒论》原著后得出结论：四逆散在临床表现上同少阴寒化证相似，但病机迥异，故在治疗原则及预后上也完全不同。张仲景在少阴病篇中提及四逆散的用意在于将四逆散与四逆汤证作类证鉴别。

《伤寒论》少阴病总纲原文为："少阴之为病，脉微细，但欲寐。""少阴病，恶寒身蜷而利，手足逆冷者，不治。"可见，少阴病是六经中最后层次和最危重的阶段，多出现精神极度衰惫、欲睡不得、似睡非睡的昏迷状态。阳气不足，故脉微；阴血不足，故脉细；虚弱萎靡，故但欲寐。少阴病是邪在心肾的病变。

心肾水火不济，病邪从水化寒，阴寒内盛，故出现一派寒化症状：无热恶寒,脉微细,但欲寐,四肢厥冷,下利清谷,呕不能食。治疗当扶阳,宜温补法,以回阳救逆为急务,宜四逆汤。

纵观《伤寒》一书,每论及脉象,多旨在阐明病机。四逆汤证及四逆散证都可有的症状为四肢逆冷,脉微细。结合文首张伯臾的病案,从现代医学的角度而言,考虑两者的诸多临床症状的病因均是血压降低。在不采取干预的情况下,两者均可产生脏器灌注不足的表现:脑供血不足则但欲寐,心脏供血不足可产生心悸,心功能不全者或有咳嗽,肾脏灌注不足则小便不利,外周循环不足则脉微细,四肢厥冷。但两者有一个明显的不同:少阴病四逆汤证患者恶寒身蜷,而四逆散患者四肢虽寒而胸腹热不欲衣被。正如李中梓云:"按少阴用药,有阴阳之分。如阴寒而四逆者,非姜、附不能疗。此证(四逆散证)虽云四逆,必不甚冷,或指头微温,或脉不沉微,乃阴中涵阳之证,唯气不宣通,是为逆冷。故以柴胡凉表,芍药清中。此本肝胆之剂而少阴用之者,为水木同源也。以枳实利七冲之门,以甘草和三焦之气,气机宣通,而四逆可痊矣。"可见四逆散所主之四逆,并不属阴盛阳虚之少阴病范畴,故四逆散虽与四逆汤方名相近,但方中并无一味辛热回阳之品,而以透邪解郁、调畅气机为法。四逆散所主之"四逆",虽非阴盛阳虚之少阴病,但是其发生同外邪循经传入少阴有关。成无己《注解伤寒论》卷六:"四逆者,四肢不温也。伤寒邪在三阳,则手足必热;传到太阴,手足自温;至少阴则邪热渐深,故四肢逆而不温也;及至厥阴,则手足厥冷,是又甚于逆。四逆散以散传阴之热也。"《内经》曰:"热淫于内,佐以甘苦,以酸收之,以苦发之。"枳实、甘草之甘苦,以泄里热;芍药之酸,以收阴气;柴胡之苦,以发表热。方中取柴胡入肝胆经,升发阳气,疏肝解郁,透邪外出,为君药。白芍敛阴养血柔肝为臣,与柴胡合用,以补养肝血,条达肝气,可使柴胡升散而无耗伤阴血之弊。一气一血,一散一收,相反而相成,并奏升清降浊之效;佐以枳实理气解郁,泄热破结,与柴胡为伍,一升一降,加强舒畅气机之功。使以甘草,调和诸药,益脾和中。综合四药,共奏透邪解郁,疏肝理脾之效,使邪去郁解,气血调畅,清阳得伸,四逆自愈。原方用白饮(米汤)和服,亦取中气和则阴阳之气自相顺接之意。由于本方有疏肝理脾之功,所以后世常以本方加减治疗肝脾气郁所致胁肋脘腹疼痛诸症。目前临床方剂学教学中将此方归于和解剂——调和肝脾类,用治肝脾气郁诸症。症见胁肋胀闷,脘腹疼痛,脉弦。临床常用于慢性肝炎、胆囊炎、胆石症、胆道蛔虫症、肋间神经痛、胃溃疡、胃炎、胃肠神经症等疾病。

另外，还有一种观点认为：四逆散证的病机为少阴病寒热从化不全。当机体受邪以后，少阴发病，依据少阴水火两虚的偏重不同，病势向寒热两极从化，最终会形成少阴寒化证和热化证。四逆汤证为少阴寒化之证，但若病邪从火化热伤阴而阴虚阳亢，则出现一派热化症状。以阴虚阳亢和阴虚火热相搏二种为主：①心烦、不得卧、口燥咽干、舌尖红、脉细数，属阴虚阳亢，宜清热育阴的黄连阿胶汤。②下利、小便不利、咳嗽、呕吐、口渴、心烦不得眠，用猪苓汤滋阴清热，分利水气。少阴热化当育阴，宜兼清热法。如少阴病寒热从化不全，则出现《医宗金鉴》谓之的"既无可温之寒，又无可下之热"。这是少阴病水火失调的又一种表现，它的病机亦可概括为阴遏阳郁，故治疗当采用四逆散之属。

关于四逆散的病机阐述及方义，历代医家众说纷纭，观其立论依据多为引经据典之考证，少有具体医案之分析。几百年来，医学在不断地进步，许多心源性休克、感染性休克、出血性休克等类似可产生少阴病四逆汤证的疾病经过有效治疗，患者的存活率、治愈率在不断地提高，这在古代医家是难以想象的。文首张伯臾治疗的多巴胺依赖的患者在临床上也时有出现。根据临床实际辨清四逆散证及四逆汤证有重要的临床意义，而其辨证要点可能仅在于胸腹温热还是寒冷，畏寒蜷缩还是不欲衣被，此亦中医诊病"见微知著"的精华所在。

桂枝汤治疗小儿厌食症

董廷瑶

　　小儿厌食症，目前临床上比较多见。以其独生子女，溺爱逾垣，家长希求其健康发育，凡事百依百顺，唯恐其饿，又虑营养不够，漫进滋补。久之阻碍摄纳，反令食欲不振。不食则强喂，越喂胃越呆；有的还要打骂，造成小儿精神紧张，营养紊乱，形体更弱，腠虚多汗，面色不华；大多舌净苔少，腹软无积，大便多秘；容易感冒，时常发热。于是焦急不安，奔走求医。凡此种种，都因食养不当，营养过剩之故。所以此症，既无积可消，又胃不受补。

　　我在临床实践中，以调和营卫的桂枝汤着手，仅用数剂就能使患儿知饥思食，确有意想不到的效果。桂枝汤是一个体质改善剂、强壮剂、神经安定剂，或里虚里寒、中焦化源不足、潜在虚的一面的调节剂。所以尤在泾说："此汤外证得之，能解肌，去邪气，内证得之，能补虚，调阴阳。"由于脾胃主一身之营卫，营卫主一身之气血。小儿因营卫不和，能影响脾胃的气机。又因本病消既不宜，补又不合，运用桂枝汤调和营卫，以促醒胃气，使之思食，故谓之"倒治法"。从药理配伍上来说，生姜助桂枝以和表寒，大枣助白芍以调营阴，甘草合桂枝、生姜可辛甘化阳，甘草合白芍又能酸甘化阴，甘草合大枣则养脾胃资汗源。药虽仅有五味，但它们之间，这种内在复杂的联系，形成了本方的多面性及临床应用的广泛性。尤以小儿稚质，随拨随应，药宜清灵。本病疗法，是遵古法。

　　当然，如有不同的兼症，须加减酌处。如舌红花剥，阴液不足者，选加养胃生津之品，如玉竹、百合、石斛、麦冬、生扁豆、生地等；鼻衄加白茅根、藕节；便秘加生何首乌润之，切忌泻剂；寝汗淋漓加麻黄根、糯稻根以止汗；舌淡阳虚，可入附子；虚寒腹痛，倍芍药加饴糖。若遇新邪感袭，须辨其重轻，另作化裁。

案 1 何某，男，2 岁。

患儿纳少厌食，面色㿠白，易汗腠弱，形瘦质薄，大便不实，腹部尚软，舌苔薄润，两脉虚弱。治宜益气健脾，和卫实表。处方：

桂枝 3 克，白芍 6 克，生姜 2 片，红枣 3 枚，清甘草 3 克，太子参 6 克，焦白术 9 克，茯苓 9 克，生扁豆 9 克，炒谷芽 9 克。

7 剂后纳开汗少，大便已实。原法去扁豆、茯苓，加黄芪 6 克、陈皮 3 克，再服 6 剂后形体渐丰，纳食日进矣。

案 2 尹某，男，2 岁。

初诊

患儿体质薄弱，面色萎黄，容易感冒出汗。近来胃口不开，舌苔薄润，大便间隔，时有鼻衄。治宜桂枝汤加味主之。处方：

桂枝 3 克，炒白芍 6 克，生姜 2 片，红枣 3 枚，清甘草 3 克，陈皮 3 克，赤芍 9 克，炒藕节 9 克，黑栀子 9 克，炒谷芽 9 克。

6 剂。

二诊

营卫已和，胃气已动，鼻衄亦止，汗出减少，二便均通。宜原法为主。处方：

桂枝 3 克，炒白芍 6 克，生姜 2 片，红枣 3 枚，清甘草 3 克，陈皮 3 克，川石斛 9 克，炒谷芽 9 克，炒藕节 9 克，佛手 6 克。

服 6 剂后胃和便调，汗出已和而告痊愈。

小建中汤治愈小儿虚寒腹痛介绍

董廷瑶

小建中汤为《伤寒论》中的著名效方之一,功能温中祛寒、缓急止痛、资助化源、调和营卫,适用于虚寒性的腹痛、寒热、心悸、虚劳等症。笔者运用此方治小儿虚寒腹痛获效满意,简介于下。

案1 倪某,男,7岁。

初诊(1965年10月9日)

两三年来时有阵发性腹痛,近40日来尤为加剧,西医诊断为胃溃疡(?)、神经症(?)。X线检查胃窦部稍见粗糙。曾用助消化、解痉、止痛、镇静等药无效。现日夜腹痛,吵闹不安,每餐拒食,仅喜热饮,彻夜难眠,精神疲惫,面色苍白,腹膨而软,二脉沉细而数,舌苔薄白。证属中土虚寒,化源不足,阴阳相忤。治拟温建中土,平补阴阳。以小建中汤主之。处方:

桂枝4.5克,白芍12克,煨姜4.5克,红枣5枚,炙甘草3克,饴糖30克(冲)。

2剂。

二诊(1965年10月11日)

药后腹痛即除,知饥索食,初得夜眠,吵闹亦减,腹胀而软,二便通调,脉沉细,舌苔薄带腻。

仍须温运调中,上方桂枝易桂心3克,加陈皮2.4克,沉香曲4.5克。2剂。

三诊(1965年10月13日)

诸症均和,胃纳大增,腹胀亦除,精神渐振,但大便略带酸臭,夜眠汗出较多,脉沉细,舌淡苔薄腻。此缘脾运少力,卫阳尚弱。拟黄芪建中汤加味。处方:

黄芪 12 克,桂心 3 克,白芍 12 克,炮姜 3 克,红枣 5 枚,炙甘草 3 克,饴糖 30 克(冲),半夏 9 克。

3 剂。

药后汗止便调,再以六君加芪、芍、生姜调理而愈。经西医复查,未见异常,诸症消失而出院。

【按】脉症合参,本例为中土虚寒之证,其吵闹、拒食、彻夜难眠诸症,乃起于营阴亏少,即是营虚卫浮之候。此时宜予小建中汤温复中气,化生营卫,调和阴阳。二诊时已痛除眠安,但腹胀未去,故加理气之品;且症情重心在里,故以桂心易桂枝。三诊时见汗出较多,为卫气尚虚,故加黄芪固表。

案 2 曹某,男,11 岁。

初诊(1972 年 7 月 11 日)

腹痛反复发作,已有年余。近日寒热不已,其腹痛时作时止,大便或泄或干,有时便血,纳谷不佳,面色萎黄,形体消瘦,脉虚软,舌淡无苔。西医外科诊为节段性小肠炎。此为太阴虚寒,营卫失和,脾不摄血。治用小建中汤。处方:

桂枝 3 克,白芍 9 克,煨姜 3 片,红枣 5 枚,炙甘草 3 克,饴糖 30 克(冲)。

4 剂。

二诊(1972 年 7 月 15 日)

腹痛已和,便中带血,低热不退,纳谷尚少,脉舌同前。原法不变,增以补气。

上方加党参 6 克,黄芪 9 克。4 剂。

三诊(1972 年 7 月 19 日)

痛除血止,面色转润,但大便不实,胃纳较差,脉沉,舌淡苔润。此中下虚寒,须温里扶阳。拟附子理中汤加味主之。处方:

党参 6 克,焦白术 9 克,姜炭 3 克,炙甘草 3 克,陈皮 3 克,淡附片 4.5 克,怀山药 12 克,煨木香 3 克。

5 剂。

四诊(1972 年 7 月 24 日)

大便已调,胃纳亦开,但时有低热起伏,脉细舌淡。仍须以甘温退虚热,再拟小建中加味。处方:

桂枝 3 克,白芍 9 克,煨姜 3 片,红枣 5 枚,炙甘草 3 克,饴糖 30 克(冲),

党参 9 克,焦白术 9 克,云茯苓 9 克,怀山药 12 克。

5 剂。药后热退而安。经西医复查,认为基本痊愈而出院。

【按】本例腹痛时作,大便常泄,面色萎黄,脉软舌淡,属脾土虚寒之证。但又有寒热不已,及下便血。从辨证看,前者是化源不足,营卫失调所致;后者是脾虚统血失职而成。小建中汤证有"悸衄,手足烦热"诸症,前贤亦屡有指出,本方可用于阳不摄阴之多种失血(见《圣济总录》《济阴纲目》等)。故本例用小建中汤腹痛即解;二诊增益气之品,便血亦止。此时改用附子理中,盖因大便不实,乃系脾阳虚之证。迨便调之后,低热未退,仍用小建中兼可和营卫以退虚热,终于病痊而安。

综上可见,小建中汤用于脾胃虚寒,化源匮乏,营卫不调,阴阳相乘之证,倘如辨证确切,则取效迅速。

张仲景活血化瘀的辨证施治
及其方剂的活用举例

姜春华

活血化瘀法的运用,本身就是辨证论治的产物,凡属瘀血的病证,则采用活血化瘀法。但病证有阴阳、表里、寒热、虚实,则活血化瘀即有针对这些情况而有区别,而且对某种病证的治疗即使需用活血化瘀,也不一定一成不变,因为病有初、中、末的过程,还须辨证施治。《内经》中对于治疗早定下好些原则,如热者寒之、寒者热之、虚则补之、实则泻之等,汉代张仲景在治疗伤寒杂病时更加具体,为后世活血化瘀辨证施治奠下了基础,兹将仲景有关活血化瘀的方证并前人的解释作一介绍,可以看出病位上下、病程久暂、寒热虚实之不同,治法各异,方后附载前人及本人的活用经验,作为触类而长之意。

一、热结膀胱(实热血瘀)

《伤寒论·太阳中篇》:"太阳病不解,热结膀胱,其人如狂,血自下,下者愈。其外不解者,尚未可攻,当先解其外;外解已,但少腹急结者,乃可攻之,宜桃核承气汤。"

证解:"膀胱"是古代病位名词,柯氏以为冲任之血会于少腹,热极血不下而反结,钱氏斥血蓄膀胱之说为不经,以为是瘀热结于膀胱,热在下焦,血受煎迫,溢入回肠所致。

桃核承气汤方:桃仁五十个,大黄四两,桂枝二两,甘草二两,芒硝二两。

方解:钱注《神农本经》桃仁主瘀血血闭。洁古云:治血结血秘,通润大肠,破蓄血。大黄下瘀血积聚,荡涤肠胃,推陈致新。芒硝走血,软坚。热淫于内,治以咸寒之义也。桂枝之为用通血脉,消瘀血。甘草所以保脾胃,和大黄、芒硝之寒峻。

活用举例：①治女子月事不调，先期作痛，与经闭不行者先用本方，后用四物汤调理。②往来寒热，胸胁逆满，大便色黑，小便自利者（瘀血证往往有寒热往来，勿误作少阳证）。③产后恶露不下，喘胀欲死者。④下焦蓄血，漱水迷忘，小腹急痛，内外有热者（重症肝炎合犀角地黄汤）。⑤大量衄血呕血者（导血下行）。⑥疫毒痢（中毒性菌痢）。⑦黄疸（实热）。⑧丹毒（加黄柏）。

禁忌：虚寒患者，下部常出血患者。

二、热结膀胱（血凝硬块）

《伤寒论·太阳中篇》："太阳病，六七日表症仍在，脉微而沉，反不结胸；其人发狂者，以热在下焦，少腹当硬满，小便自利者，下血乃愈。所以然者，以太阳随经，瘀热在里故也。抵当汤主之。"康平本"所以然……故也"作小字旁注。

证解：钱璜认为，"热瘀膀胱，逼血妄行，溢入回肠，所以小腹硬满。桃核承气言如狂，此言发狂，彼云少腹急结，此云少腹硬满"。本条症较剧重，故方亦较峻。水蛭、虻虫有抗凝血作用，易出血者慎诸。

又《伤寒论·阳明病篇》："阳明证，其人喜忘者，必有蓄血。所以然者，本有久瘀血，故令喜忘；屎虽硬，大便反易，其色必黑者，宜抵当汤下之。"康平本"所以然……故令喜忘"作小字旁注。

证解：此无瘀热，但善忘不狂，前人认为血蓄于下则心窍易塞而神智昏，病属阳明，故屎硬，血与粪并故易而黑，瘀血则溏而黑黏如漆，燥结则硬而黑晦如煤，下后神气安宁，脉无变异者可疗，如神气昏愦，脉见虚脱或加厥冷呃逆者危。

《金匮要略·妇人杂病脉证并治》："妇人经水不利下，抵当汤主之。"

证解：经水不利下，由于经脉闭塞。

抵当汤方：桃仁二十个，水蛭、虻虫各三十个，大黄三两。

抵当丸方：水蛭二十个，桃仁二十五个，虻虫二十个，大黄三两。

捣分四丸煮一丸，此方小其制。

方解：蛭、虻均善饮血，有抗凝作用，佐桃仁推陈致新，配大黄以荡涤邪热。按上二条可用桃核承气汤，抵当汤缺乏指征。盖书缺有间，学人宜领会全书精神。

活用举例：①久瘀、腹痛硬结，或发狂，或喜忘。②月经闭止，少腹硬满者。③肌肤甲错，大实似羸状，有坚积者（双瞳漆黑，白睛带青）。

禁忌：易于出血和有出血倾向者。

三、热入血室

《伤寒论·太阳下篇》："妇人中风，发热恶寒，经水适来，得之七八日，热除而脉迟、身凉、胸胁下满，如结胸状，谵语者，此为热入血室也，当刺期门，随其实而取之。"又："妇人中风，七八日续得寒热，发作有时，经水适断者，此为热入血室，其血必结，故使如疟状，发作有时，小柴胡汤主之。"又："妇人伤寒，发热，经水适来，昼日明了，暮则谵语，如见鬼状者，此为热入血室。无犯胃气及上二焦，必自愈。"《伤寒论·阳明病篇》："阳明病，下血，谵语者，此为热入血室。但头汗出者，刺期门，随其实而泻之，濈然汗出则愈。"

证解：血室，方有执认为即冲脉血海，柯韵伯认为是肝，陈自明引《诸病源候论》《产宝》谓之胞门子户，程式、景岳均谓血室即子宫。

前三条一指经行，血室空虚，邪热乘虚而入；一指经断，中风在血来之后，邪乘血半离其室而入之，邪半实而血半虚；一指经适来，血室空虚，邪热乘虚而入，均系行经前后发热，一、三两条有精神症状，唯第二条无之，末一条阳明病，注家多指为妇人病，钱璜注："刺之以泄其实邪，然不以桃仁承气及抵当等汤治之者，仲景原云无犯胃气及上二焦。"

小柴胡汤方：柴胡半斤，黄芩、人参、甘草、生姜各三两，半夏半升，大枣十二枚。

方解：本条虽说热入血室，但主症突出如疟状，故用本方，以治寒热往来，柴胡、黄芩解热为主，余为辅助药。

第一条重点在胸胁下满，如结胸状，故刺期门，用刺法，不用温药，末条不出治法，待其自愈，古人所谓待其经行血去，邪热得以随血出而解。这可见仲景对瘀证有刺法、期待法和和解法，不一定用活血化瘀，随其不同情况而用之，后人不理解，以为必须加入血药，如钱璜认为要加牛膝、桃仁、牡丹皮之类。也有主张加地黄、牡丹皮、五灵脂的。第二条主症如疟疾状，用和解少阳法。

四、血结为癥

《金匮要略·疟病脉证并治》："病疟以月一日发，当以十五日愈，设不差，当月尽解,如其不差,当云何?师曰:此结为癥瘕,名曰疟母,急治之,宜鳖甲煎丸。"

证解:前人以五日为一候,三候为一气,一气十五日,一年分做十二个节气,节气推移似与人疾病有关,疟不愈则邪假血依痰,结为癥瘕,鳖甲煎丸引气逐血。

鳖甲煎丸方:鳖甲十二分,柴胡六分,芍药五分,厚朴三分,半夏一分,蜂窝四分,鼠妇三分,干姜三分,桂枝三分,牡丹五分,人参一分,赤硝十二分,乌扇三分,葶苈子一分,瞿麦二分,䗪虫五分,蜣螂六分,黄芩三分,大黄三分,石韦三分,紫葳(凌霄花)三分,阿胶三分,桃仁二分。

为丸梧子大,每服七丸日三服。

方解:《内经》说"坚者削之,积者行之"。本方鳖甲主癥瘕、寒热为主,大黄、芍药、䗪虫、桃仁、赤硝、牡丹、鼠妇、紫葳攻逐血结为辅,以上主邪结于血分;以厚朴、半夏、石韦、葶苈子、瞿麦、乌扇、蜂窝、蜣螂下气利小便为佐,主邪结于气分;黄芩、干姜调寒热;柴胡、桂枝通营卫;阿胶、人参和气血。乌扇即射干,散腹中结气邪热。赤硝产于赤山,鼠妇治月闭血瘕寒热。石韦治寒热邪气,利水道。紫葳治癥瘕血闭寒热。瞿麦利小便,下闭血。蜂窝治寒热邪气。蜣螂治腹胀寒热,利大小便。䗪虫治血积癥瘕破坚。此方合小柴胡、大承气、桂枝汤三方去枳实、甘草,加入鳖甲等活血化瘀攻坚。

活用举例:①热病后脾肿大。②对肝病所致的脾大有小效,对血吸虫病晚期肝硬化所致的脾大无显效。

五、干血内结

《金匮要略·血痹虚劳脉证并治》:"五劳损极羸瘦,腹满不能饮食,食伤,忧伤,饮伤,房室伤,饥伤,劳伤,经络营卫气伤,内有干血,肌肤甲错,两目黯黑。缓中补虚,大黄䗪虫丸主之。"

证解:诸因令人正气内伤,血脉凝滞郁积生热而伤阴,致于血积中,羸瘦见于外,血积不能濡养肌肤,故皮肤甲错,不营于目,故目黯。

大黄䗪虫丸方:大黄十分,杏仁一升,虻虫一升,黄芩二两,芍药四两,水蛭百枚,甘草三两,地黄十两,蛴螬一升,桃仁一升,干漆一两,䗪虫半升。

蜜为丸,小豆大,酒服五丸,日三次。

方解：本方缓中补虚，以大黄、䗪虫、水蛭、虻虫、蛴螬等化瘀；佐以干漆、生地、桃杏仁行血；芍药、甘草缓中补虚。

活用举例：①虚劳羸瘦，肌肤甲错，目黯黑者。②干血劳。③小儿疳积，疳眼（云翳睑烂）。④积聚癥瘕，腹部膨胀（肝脾肿大腹水）。⑤产后血肿。

六、血结为水

《金匮要略·水气病脉证并治》："寸口脉沉而迟，沉则为水，迟则为寒，寒水相搏。趺阳脉伏，水谷不化，脾气衰则鹜溏，胃气衰则身肿。少阳脉卑，少阴脉细，男子则小便不利，妇人则经水不通；经为血，血不利则为水，名曰血分。"（本条以脉断病，文气不类仲景）

证解：《内经》说"三焦者决渎之官，水道出焉"。少阳脉卑则决渎失职，在男子则小便不利，少阴脉细（肾），则寒气客于胞门，在妇人为经水不通，经虽为血，但其体属水，水病而血不行，则血亦化为水。《脉经》提出："问曰，病有血分何谓也？师曰，经水前断后病水，名曰血分，此病难治。问曰，病有水分何也？师曰，先病水，后经水断，名曰水分，此病易治。"《本事续方》："妇人经脉不通，即化为水，水流四肢，则遍身皆肿，名曰血分。"则血分之病由于经水不通所致，亦属血瘀之证。

人参、当归、瞿麦、大黄、桂枝、茯苓各半两，葶苈子二分。

梧子大。每服十五丸。

方解：本方益气活血，通经行瘀，与利水同用。

活用举例：①妇人经闭后既肿又胖者。②经行推迟，行时水肿者。③胸膈有水与血结，痛闷者。

《金匮要略·惊悸吐衄下血胸满瘀血病脉证治》："病人胸满，唇痿舌青，口燥，但欲漱水不欲咽，无寒热，脉微大来迟，腹不满，其人言我满，为有瘀血。"

证解：患者无寒热等证，唯胸满唇痿，舌青口燥，漱水不欲咽，乃瘀血之胸满，血病不荣于唇，故色萎，脏腑之色皆显于舌，有瘀故色青，热在血分，故口燥，外虽不满而内脏血壅气滞而胀，故自觉满。

《金匮要略·惊悸吐衄下血胸满瘀血病脉证治》：病者如热状，烦满，口干燥而渴，其脉反无热（不数大），此为阴伏，是瘀血也，当下之。

证解：本条承上文，互详脉证，以明其治。

七、血瘀成痈

《金匮要略·疮痈肠痈浸淫病脉证并治》:"肠痈者,少腹肿痞,按之即痛如淋,小便自调,时时发热,自汗出,复恶寒。其脉迟紧者,脓未成,可下之,当有血。脉洪数者,脓已成,不可下也。大黄牡丹汤主之。"

证解:少腹痞肿为肠痈已成,故按之痛,如淋者,小腹为厥阴经所过,脉循阴器,故按少腹而痛,有如淋状,而小便则仍调,内既有痈,则荣卫稽留于内,故发热汗出恶寒。

大黄牡丹汤方:大黄四两,牡丹一两,桃仁五十个,瓜子半升,芒硝三合。

方解:诸疮疡痛,皆属于火,大黄芒硝泻实热,大黄且能化瘀,瘀去则化脓之源绝,牡丹皮清血热,与桃仁协助大黄,瓜子主破溃脓血。

活用举例:①肠痈不拘脓已成、未成均可用,可加红藤、败酱草。②一般痈疡实热便秘者。③妇女经闭而内热便闭者。④产后恶露不行,少腹胀痛者。

八、脐下干血

《金匮要略·妇人产后病脉证治》:"师曰,产妇腹痛,法当以枳实芍药散,假令不愈者,此为腹中有干血著脐下,宜下瘀血汤主之;亦主经水不利。"

证解:服芍药散不愈者,此为热灼血干,着于脐下而痛。

下瘀血汤方:大黄三两,桃仁三十枚,䗪虫二十枚(熬、去足)。

蜜丸为四丸,每服一丸酒煎。新血下如豚肝。

徐灵胎说"新"字当作"瘀"字。

【按】笔者临床使用多年多人,从未见下血如豚肝,亦未见有瘀血泻出。

方解:䗪虫主下血闭,大黄主下瘀血,桃仁亦下瘀血,三味相合以攻干血。

活用举例:①肝炎谷丙转氨酶持续不下而有瘀血征象者。②早晚期肝硬化。③手术后瘀血结滞作痛者,可加赤芍、五灵脂。④手术后寒热往来者,可加柴胡、牡丹皮。⑤中风后遗症。⑥经行不爽,或推迟者。⑦产后瘀血不行,腹剧痛者。

九、血瘀腹痛

《金匮要略·妇人杂病脉证并治》:"妇人六十二种风,及腹中血气刺痛,红蓝花酒主之。"

证解：妇女经尽，产后，风邪易于袭入腹中，与血气相搏，而作刺痛。

红蓝花酒方：红蓝花一两，酒一升煮。

方解：红蓝花活血，止痛，不更用风药者，以血行风自去。《集验》：血晕不识人，言语错乱，烦闷腹中绞痛。

上列仲景诸方，除鳖甲煎丸用气分药川朴外，其他很少用气分药，后世医家在用活血化瘀药的同时进一步采用了气分药，如《张氏医通》柴胡疏肝散治怒火伤肝，胁痛，血菀于上，方用柴胡、橘皮、川芎、芍药、枳壳、甘草、香附、栀子、煨葛根，于平降肝火加入气分药散郁。又如枳壳散治蓄血暴起，胸胁小腹作痛，方用香附、枳壳、青皮、陈皮、乌药、赤芍、蓬莪术、归尾、红花、甘草，以气分药为主。

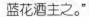

十、癥痼下血

《金匮要略·妇人妊娠病脉证并治》："妇人宿有癥病，经断未及三月，而得漏下不止，胎动在脐上者，为癥痼害。妊娠六月动者，前三月经水利时，胎也。下血者，后断三月衃也。所以血不止者，其癥不去故也，当下其癥，桂枝茯苓丸主之。"

证解：前人疑本条文有残缺，胎动、胎漏皆下血，唯胎动有腹痛，胎漏无腹痛，妇人宿有癥病为旧血蓄积所致，凡胎动多在当脐，今动在脐上，故断为癥痼。

桂枝茯苓丸方：桂枝、茯苓、牡丹、桃仁、芍药各等分。

方解：前人认为牡丹、桃仁攻癥痼，桂枝和卫，芍药调营，茯苓和中。笔者认为桂枝温通经脉，能助活血药发挥消瘀作用。

治用举例：①小产下血量多者。②子死腹中（憎寒，指爪唇口青白，面黄黑，喘满冷汗）。③妇女经事不爽，面浮足肿者。④产后胞衣不下。⑤腹内拘挛，上冲，心下悸。

我用承气汤

姜春华

承气汤出自《伤寒论》，用治于"胃家实"，亦即所谓阳明腑证。此方用于腹坚满，便燥硬，或不通，或下利臭秽，或潮热，或谵妄。不仅伤寒可用，也广泛应用于一切杂病。前人经验甚多，这里我仅举数例，一说明辨证论治的精神，二说明异病可以同治，三说明中医理论的独特性。有一位战姓患者，连续失眠10余日，彻夜不寐，服大量安眠药无用，痛苦不堪。我见他面红目赤，舌苔黄厚，询之大便不通多日，此属"胃家实"，腑浊上攻于心，心神受扰而不宁，故不眠。如用安神镇静之品，是治标而遗其本，服大量安眠药无效即是明证。法当去胃腑之实，实祛浊除，心神得宁，自然安寐，因投大承气汤，腑通，当夜酣然入眠。

浦东一位张姓患者，哮喘大发而住院，连日用中西平喘药均不效。我问其大便，已多日不通，诉往喘作得大便通即轻减，视其苔黄带黑。投以大承气汤，大便得通，当即喘平。

又一患者，头部剧痛十许日，目赤舌红，苔黄厚，大便多日不通。经神经科检查，未见异常体征。按中医理论当属"胃家实"，浊气上攻，故致头痛。拟承气汤下之，投药1剂，其病即除。

最近又有一患者，呃逆持续十数日，昼夜不停，家属惶惶，我说不是由严重疾病引起的，无妨。用阿托品、盐酸哌甲酯及中药、针灸治疗，均无效。问其大便通否，据说10多日不大便，我认为也是"胃家实"，腑不通则胃气上逆使然。予大承气汤1剂，当日呃逆即止，未再复作。

承气汤的应用甚广，今略举数例以说明中医理论的特殊性。所谓"胃家实"，主要是胃中有燥屎与实热相结。有人讥云："胃中何来燥屎？大便不通有什么浊气会上冲至横膈乃至心肺？中医理论之不科学如此！"确实我也知道消化系统与呼吸、循环系统是各别的,但自主神经的功能是整体的、相互联系的。按中医理论,"胃家实"属阳明病,此胃,实泛指肠道而言。从临床看,多种病均可见"胃家实",我据同样的"胃家实"症状,治疗各系统的病症取得显著疗效,这就是异病同治,也是中医的传统。为什么大便一通病症就好了呢?其中的道理值得我们用现代科学方法进一步研究。个人初步设想:大承气之能治便秘头痛,可能因排除粪便后粪毒不至于再吸收而头痛愈;治失眠,可能是苦寒药可抑制大脑皮层兴奋,同时诱导肠部充血,减少脑部充血,故达安眠目的;呃逆用泻下,是不是泻药促进肠蠕动,大便得通缓解了横膈膜的痉挛?哮喘用泻下法得效,用中医的肺与大肠相表里,大肠通而肺气下降可以说明,但用现代学说就很难讲明。在此,我仅提出问题有待于病理、药理、药化各专家们进一步研究。

我用桂枝龙骨牡蛎汤

姜春华

案1 　一青年失精多年,每周少则二三次,体质虚羸,神情萎顿,用本汤(桂枝龙骨牡蛎汤)应手而愈。

案2 　一同事之子,两手汗出淋漓,皮肤科诊为自主神经病,治疗数载无效。一日问于余,给以本汤,一周知,二周已,试用多人皆效。

案3 　一青年慢性腹泻日三五次,验无细菌,兼有失眠心悸,投以本汤所患均失。

案4 　一小儿夜啼,汗出如浴,父母忧之,投本汤内服,五倍子粉少许调敷脐,啼汗俱已。

【笔者按】经方桂枝龙骨牡蛎汤(出自《伤寒论》与《金匮要略》)实则有二:一名桂枝甘草龙骨牡蛎汤,一名桂枝加龙骨牡蛎汤。《伤寒论·辨太阳病脉证并治中》:"火逆下之,因烧针烦躁者,桂枝甘草龙骨牡蛎汤主之。桂枝一两,去皮;甘草二两,炙;牡蛎二两,熬;龙骨二两。上四味,以水五升,煮取二升半,去滓,温服八合,日三服。"《金匮要略·血痹虚劳病脉证并治》:"夫失精家少腹弦急,阴头寒,目眩,发落,脉极虚芤迟,为清谷,亡血,失精。脉得诸芤动微紧,男子失精,女子梦交,桂枝加龙骨牡蛎汤主之。桂枝加龙骨牡蛎汤方(《小品》云,虚羸浮热汗出者除桂,加白薇、附子各三分,故曰二加龙骨汤):桂枝、芍药、生姜各三两,甘草二两,大枣十二枚,龙骨、牡蛎各三两。上七味,以水七升,煮取三升,分温三服。"

本段文字虽短,却包含了四则桂枝龙骨牡蛎汤验案,四案各有特色,均病证方药相符,丝丝入扣。姜春华列此四则病案,虽寥寥数字,但切中桂枝龙骨牡蛎汤的关键要害,画龙点睛值得玩味。笔者仔细读来颇有《临证指南医案》叶天士临证相关医案的风格,文虽简略却直中枢机。

【按】案1重点在抓住患者虚劳失精的关键病因。此案青年患者表现为"体质虚羸,神情萎顿",病因则是失精多年,每周少则二三次,"失精家"属于符合使用桂枝加龙骨牡蛎汤的"金标准",故而效果也是非常明显,"应手而愈"。

案2重点在虚羸浮热汗出的典型症状。患者是姜春华同事之子,估计当属青年,从西医而言乃因自主神经功能紊乱以致双手汗出淋漓,但治疗数载无效,从中医角度而言或应该辨证为虚羸浮热汗出。考《金匮要略》校注文中有"《小品》云:虚羸浮热汗出者除桂,加白薇、附子各三分,故曰二加龙骨汤"之说,可见用桂枝加龙骨牡蛎汤治疗是对症的。姜春华用原方而未从注文去桂加白薇、附子之说,虽收"一周知,二周已"之效,笔者窃以为若以二加龙骨汤之变方治之,或有更佳之效亦未可知。

案3重点在收敛固涩、安神镇惊的核心功效。此案青年患者下利清谷,兼有失眠心悸,当属精亏血少所致,正合"夫失精家少腹弦急……脉极虚芤迟,为清谷……桂枝加龙骨牡蛎汤主之"之意。姜春华以桂枝加龙骨牡蛎汤治之,抓住此方收敛固涩、安神镇惊的功效,若合符契,自然效如桴鼓,"投以本汤所患均失"。

案4重点在惊啼汗出的典型症状。《伤寒论·辨太阳病脉证并治中》桂枝甘草龙骨牡蛎汤相关条文后,有一句:"太阳伤寒者,加温针必惊也。"因此用桂枝甘草龙骨牡蛎汤治疗的"因烧针烦躁者"其"必惊"。小儿夜啼实乃惊也,加之汗出如浴,主症相符,姜春华用桂枝甘草龙骨牡蛎汤内服治之,再加五倍子粉少许调敷脐外治,内外治法结合,很快小孩啼汗俱已。

旋覆代赭汤治内伤杂病

王正公

旋覆代赭汤是《伤寒论》方，主治汗、吐、下后，表已解而中气受伤，痰湿不化，胃气因虚而上逆，以致心下痞硬、噫气不除之证。方中以旋覆花下气涤痰，代赭石重镇降逆为主药，佐党参、甘草益气养胃，半夏、生姜化痰降逆，大枣调脾胃、益中气。笔者对内科杂病中由于中气虚弱、痰湿偏胜、肝气上逆所致的反胃呕吐、呃逆、噫气、脘痛、痞胀，以及痰饮哮喘、梅核气等症，以本方随症加减，每多获效。对肝气肝阳并亢的高血压、眩晕、胸胁痛、心悸怔忡等症，肝气入络而致腰痛不能俯仰，吐血、衄血而见肝经气火上逆者，以及妊娠呕吐等，则可用旋覆花、代赭石两味为主，辨证论治。具体加减运用法则简述于下。

一、胃肠道疾病

胃肠道疾病（如溃疡病、神经性胃痛、胃神经症、胃扩张、幽门痉挛等症）其病机由于脾胃中气虚衰、痰湿内阻、肝气上逆者，多有噫气、腹胀、脘痛、呕恶等症。如兼畏寒便溏纳减、苔白腻、脉濡软、气短、乏力者，可在本方中加白术、桂枝；兼水饮上逆、泛吐清水痰涎者，再加吴茱萸、茯苓、泽泻；如有苔黄舌质红、口苦脉弦等偏热证候者，加左金丸、瓜蒌、竹茹（即旋覆代赭汤合小陷胸汤之意）。如辨证系胃阴不足、肝气有杂者，脉多弦细，舌质多红而少苔，则本方去生姜，加石斛、麦冬、稽豆衣、白芍等以养胃阴、柔肝降逆；若由血虚肠燥而大便干结成粒，二三日或四五日仅得一行者，不宜用苦寒攻下之剂，以图一时之快，而使阴液更耗，可予本方加生当归、生赤芍、火麻仁、瓜蒌仁等养血润肠。

二、老年慢性痰饮、哮喘

老年慢性痰饮、哮喘之证，每多脾胃中气素虚，痰湿内盛。如辨证属肝气偏亢、肺失清肃，可苏子降气汤与本方同用，以奏益气平喘、降逆化痰之功。

三、梅核气

梅核气多由肝气偏亢、痰湿内停所致，可用本方加紫苏梗、川厚朴、陈皮、茯苓；如属肝阴虚而肝气有余者，则以本方去生姜、半夏，加石斛、白芍、稆豆衣、蒺藜、竹茹、佛手等药。

四、头胀、头痛、眩晕、耳鸣

头胀、头痛、眩晕、耳鸣等症，辨证如系肝气夹肝阳并亢，可在滋阴柔肝潜阳药中参用旋覆花、代赭石两味；如兼噫气上逆者，用之更验。高血压而兼上述症状者，亦可在平肝潜阳药中加入代赭石、牛膝，以收镇逆潜降之功。耳源性眩晕，可用代赭石配蒺藜、稆豆衣、磁石、枸杞子、珍珠母等。如有痰热见证者，则可配合温胆汤。

五、吐血、咳血、衄血

吐血、咳血、衄血因肝经气火上升而致者，其症多见胸胁引痛，面红升火，烦躁易怒，不寐心悸，脉弦细而数，舌质偏红。可用旋覆花、代赭石两味配生地、芍药、墨旱莲、茜草、女贞子、藕节、白茅根等滋肾涵肝、清肺宁络、化瘀止血之品。正如朱丹溪所说："上升之气都从肝出。"盖气为血帅，血随气行，止血当先顺气，顺气当先镇肝气之冲逆。旋覆花、代赭石能下气镇逆、平肝止血，其所以为治血症之要药，理即在此。

六、心悸、怔忡、不寐

心悸、怔忡、不寐等症，如由于心阴不足、肝气肝阳两亢者，可用甘麦大枣汤,或补心丹中加入旋覆花、代赭石两味。如症见心气心阳衰而冲气上逆者,则于桂枝甘草龙骨牡蛎汤中参用旋覆花、代赭石。药后如见矢气频转,则症状每亦随之缓解。

七、妊娠呕吐不止

妊娠呕吐不止,常于养血安胎和胃之剂中加入旋覆花、代赭石,以镇逆止吐。偏于热者,再加黄芩、竹茹;偏于寒者加桂枝、生姜。按方书所载,妊娠忌用代赭石,但代赭石虽属镇降之品,其作用在于平肝气之冲逆,于胎胞无损,且具补血作用。

八、病后或高年呃逆不止

病后或高年呃逆不止,每见气阴两虚,如见胃气因虚而上逆,可用旋覆花、代赭石两味加党参、石斛、白芍、甘草、刀豆、柿蒂等品。如胃气虚而夹有痰湿者,则用旋覆代赭汤加刀豆、柿蒂、茯苓、陈皮、枳壳等;偏于寒者,再加丁香、桂枝;偏于热者,再加左金丸、竹茹。

九、迁延性肝炎

迁延性肝炎如见噫气、胁痛之症,可于调摄脾胃、疏肝和络、活血之剂中加旋覆花、代赭石。

十、突然腰痛不能俯仰转侧

突然腰痛不能俯仰转侧,其病机每因肾气本虚,随着咳嗽或剉气而肝气入络,如用活血行瘀、利气止痛之剂不效,可用旋覆花、代赭石两味加枸杞子、杜仲、川续断、狗脊等补益肝肾;桃仁、白芥子、当归、赤芍、制乳香、制没药等活血利气。

体会:我在内科杂病中应用旋覆代赭汤,主要是抓住"肝气上逆"这一病机,以旋覆花、代赭石两药,镇逆降气。肝气下降后,肝阳肝火往往随之潜降。

这是从"气有余便是火""阳从气化""气为血帅"等理论中领悟出来的。

　　肝气与肝阳亢逆的成因，虚实都有。旋覆花、代赭石能镇逆平肝，药性和平不伤正，虚证、实证都宜；如配合滋肾柔肝、调血和胃之剂，既滋肝肾，又降肝逆，起着相辅相成作用。如由情志所伤，肝失条达而致的肝气上逆，用逍遥丸、四逆散、越鞠丸等效果不显著者，用旋覆代赭汤加减，每可获效。

　　旋覆花、代赭石的用量，一般旋覆花 6～9 克，代赭石 30 克左右（因代赭石质重，剂量过轻则无效）。代赭石要否煅用的问题，张锡纯主张生用。也有认为潜降镇逆宜生用，收敛止血宜煅用。我认为无论镇逆或止血，都以煅用为好。煅后潜降镇逆作用不减，并且药性易于煎出，煎出的药汁比较清，而生赭石药汁混而难以进口。

《伤寒论》少阴病方在心血管病中的应用

颜德馨

《伤寒论》中的法和方,不仅适用于外感热病,而且可广泛地应用于内伤杂病。近年来,笔者取《伤寒论》中少阴病的方剂治疗一些心血管疾病,疗效颇为满意,临床一得,总结以下。

一、麻黄细辛附子汤治慢性肺源性心脏病

《伤寒论》谓:"少阴病,始得之,反发热,脉沉者,麻黄细辛附子汤主之。"本方原治少阴感寒证,取麻黄发汗解寒,附子温里补阳,细辛发散温经,三者组方,补散兼施,虽发微汗,但无损阳气,故历代医家称其为温经散寒之神剂。以麻黄细辛附子汤加减治疗虚寒型的慢性肺源性心脏病,疗效显著。临床应用指征为:①咳喘日久,咳痰白沫多。②形寒肢冷,或肢体水肿。③脉沉细。咳喘日久,肾阳必衰,气化失司,水泛心肺,是慢性肺源性心脏病的主要病机。麻黄虽治咳喘,但作用在肺,其效甚暂,必与附子同用,振奋已衰之肾阳,方可奏效。麻黄、附子并施,内外衔调,使风寒散而阳自归,精得藏而阴不扰。细辛功能温饮定喘,用量宜大,笔者习用 4.5~9 克,其虽辛散有余,但配以附子,则可平喘降逆。本方常可与小青龙汤、三子养亲汤、苓桂术甘汤合用,有相得益彰之功。

案1 陆某,男,70岁。

慢性肺源性心脏病有多年,近期发作,咳嗽气促,不能平卧,白沫痰盈盆盈碗,脸浮唇紫,胸闷心悸,手足紫冷。入院后以小青龙汤合三子养亲汤出入治疗,症状时有进退。查房时望其舌淡紫,苔薄白,脉沉细无力,辨证为太阳少阴合病,随于原方中加入麻黄细辛附子汤,重用附子温肾阳以助气化。3剂后,

白痰顿减,咳喘随平,继续用上方治疗半个月,咳喘消失,手足和而紫气退,症状缓解出院。张锡纯谓:"外感喘证,服小青龙汤而仍反复者,正气之不敛也。"笔者用麻黄细辛附子汤振奋颓衰之阳气,对慢性肺源性心脏病反复发作者尤为相宜。

案2 曹某,男,76岁。

咳喘气促,咳吐黄脓痰,面色潮红,口唇青紫,心悸胸痞,泛恶欲吐,下肢水肿,内科诊断为慢性肺源性心脏病,右心衰竭。舌体胖嫩,舌红苔黄少津,脉沉滑,虽有痰热壅肺之象,但阳衰之证已露,急宜温阳,随投麻黄细辛附子汤,少加杏仁、紫苏子之类清泄,服药1周,舌红少津转为舌淡而润,脉转沉弦,诸症渐退。阳气来复,津液得以上承,故舌质反转润泽。

麻黄细辛附子汤对慢性肺源性心脏病合并右心衰竭者也有一定治疗作用,这类患者病情严重,寒热虚实夹杂,既表现为阳气衰微,阴液暗亏,又有痰浊盘踞,治疗颇费周章。我治此证,强调以振奋阳气为当务之急,每投麻黄细辛附子汤以补心肾之阳,拯衰救逆,确有疗效。根据异病同治的原则,本方对于其他疾病引起的慢性心力衰竭,也有良好疗效。

二、附子汤治冠状动脉粥样硬化性心脏病（简称"冠心病"）

附子汤为治疗少阴寒化之剂,《伤寒论》谓"少阴病,得之一二日,口中和,其背恶寒者,当灸之,附子汤主之""少阴病,身体痛,手足寒,骨节痛,脉沉者,附子汤主之",提示本方适用于各种虚寒性疼痛。方中以附子温阳散寒,人参、白术、茯苓甘温益气,芍药和营活血,诸药合用,共奏温经散寒、益气活血之功。晚近治疗冠心病,多崇气滞血瘀,或痰浊交阻之说,或理气,或逐瘀,或祛痰,或通痹,虽取效于一时,但每易反复。笔者在长期实践中,体会到冠心病、心绞痛、心肌梗死等引起的胸痛,其实质多为阳虚阴凝,阳虚为本,阴凝为标,立法用药当以温阳为主,解凝为辅,故而每以附子汤加减治疗冠心病,不仅止痛效果明显,且疗效巩固持久,其临床应用指征为:①胸痛剧烈,汗时自出。②畏寒肢冷。③舌淡质紫,脉沉弱。加减方法:胸闷加丹参、葛根;心绞痛加参三七、血竭;心肌梗死加莪术、水蛭。此外,附子汤对病毒性心肌炎所引起的心悸怔忡、胸闷疼痛,神萎乏力,头晕纳呆等病症,也有治疗效果。

案3 吴某,女,65岁。

患冠心病心绞痛 10 余年,胸闷心痛,痛势彻背,近日症状加剧,甚则日发 10 余次,并见气促心悸,神疲畏寒,汗时自出,大便溏而不畅,迭进活血祛痰之法,但症状仍有反复,舌紫苔薄,脉沉细。证属心阳不足,血行无力。活血祛痰之品虽能畅通血脉,但亦易耗损阳气,导致心阳愈发虚弱,故病痛反复难愈,治当以温阳益气为主。方用附子汤加味:熟附子 6 克,党参、白术、茯苓、葛根各 10 克,丹参、赤芍各 12 克,甘草 3 克,参三七粉、血竭粉各 1.5 克(另吞)。服药 1 周,胸闷已除,痛势亦缓,原方去参三七粉、血竭粉,续服 3 个月而停药,随访 1 年,病情稳定。

三、通脉四逆汤治病态窦房结综合征

通脉四逆汤为治疗少阴虚寒重症的方剂,故方中干姜较四逆汤增一倍,附子亦选大者,温阳散阴力宏,配以甘草甘缓益气,药简力专,诚为回阳、救逆、通脉之良方。《伤寒论》谓"少阴病,下利清谷,里寒外热,手足厥逆,脉微欲绝,身反不恶寒,其人面色赤,或腹痛,或干呕,或咽痛,或利止脉不出者,通脉四逆汤主之",并指出药后若"其脉即出者愈",表明本方对脉微欲绝或脉不出者有显著疗效,故张仲景以通脉名之。历代医学家对本方能起下焦之元阳,续欲绝之脉极为赏识,如尤在泾曰:"通脉四逆即四逆加干姜一倍,为阴内阳外,脉绝不通,故增辛热以逐寒邪,寒去则阳复返,而脉复出。"病态窦房结综合征属于中医的心悸、怔忡、胸痹、昏厥等证范畴,其脉均表现为沉、迟、涩等,临床以阳虚、气虚为多见,因此选用通脉四逆汤治此每能奏效。其临床应用指征为:①脉沉迟,甚则脉微欲绝多。②手足厥逆,神疲畏寒。③舌淡而胖。对无脉症、低血压、肢端青紫症等疾病具有以上指征者,也可用本方加减治疗。

案4 付某,女,52岁。

心动过缓数年,多次发生昏厥,经当地医院中西药治疗,心率仍在 40 次/分钟左右。入院后经检查确诊为病态窦房结综合征。患者面色萎黄少华,胸闷作痛,神疲乏力,四肢发冷,口干少寐,舌胖苔薄白而干,脉沉迟,偶见结代。心阳不振,心阴亦衰,气虚运迟,心脉失畅。拟助阳配阴,益气通脉。处方:淡附片(先煎)、桂枝、麦冬各 9 克,黄芪、党参、熟地各 15 克,干姜、五味子、石菖蒲各 6 克,葱青 1.5 克,炙甘草 3 克。服药半月,胸闷作痛得减,脉沉迟已起,结代脉消失,心率维持在 54～60 次/分钟,出院随访 3 年,情况良好。本例以通脉四逆汤升发阳气,化凝复脉,又以其口干舌燥,故加生脉散以制姜、附辛温,葱青与石菖蒲振奋心脉,取以为使。据此方义治心率缓慢者多有效果。

四、讨论

(1) 少阴病为伤寒六经病变发展过程中最危重阶段,其虽有寒化和热化之分,但以寒化证为少阴病本证,故少阴病脉证总纲为"脉微细,但欲寐"。由于脉为心之府,心脏一旦病变,其病理变化必然反映在脉象上,因此,启发作者运用少阴病的方剂治疗一些心血管疾病,通过实践,取得满意疗效。

(2) 笔者根据《内经》的"阳气者,若天与日,失其所则折寿而不彰"和"气复返则生,不返则死"理论为指导,强调温通阳气是治疗心血管疾病的重要法则之一,尤其对于一些危重的心血管病,更不可忽视温补阳气的必要性。

(3) 治疗少阴寒化证的方剂,大多以附子为主药。附子大辛大热,通行十二经脉,专能振奋阳气,祛逐阴寒,应用于心血管疾病中,既要辨证施治,又要抓住疾病主流,不必谨小慎微,并可利用加减配伍,制约其过与不及。笔者临床配伍常用以下五法:①阳中配阴:配麦冬、生地。②甘缓调和:配炙甘草。③阴阳双调:配生脉散。④镇潜抑逆:配龙齿、磁石、代赭石。⑤温阳泻火:配知母、黄柏,或大黄、黄连等。因证而施,制其有余,调其不足,则可扩大附子的运用范围。

小陷胸汤的方证与应用

江克明

小陷胸汤一方,出于汉代张仲景的《伤寒论》,方由黄连一两、半夏半升、瓜蒌实大者一枚,三味药物组成。方名虽曰陷胸小剂,适应范围却很广泛。现就它的方证特点和临床应用情况,稍加汇集,提供讨论。

一、方证特点

《伤寒论》云:"小结胸,正在心下,按之则痛,脉浮滑者,小陷胸汤主之。"结胸,是指以胸部疼痛为主症,伴有发热的一种证候。根据发病部位和病情轻重而有大、小之分,治法各不相同。此方名曰小陷胸汤,是针对小结胸证的,是与大陷胸汤治大结胸证相比而言的。

结胸证的病因病机,是由于邪热内陷,与痰涎水饮互结于胸膈之处,以致气机不畅,痞闷疼痛诸症出焉。治疗当以清撤邪热,宽胸涤痰为主要方法。本方主药瓜蒌实,善于宽胸散结,清化肺胃之热痰,并能涤垢、下气、润肠。辅以半夏辛温滑利,化痰除饮,和胃降逆;黄连苦寒泻火,清化湿热,与半夏相伍,为辛开苦降之法,全方可奏痰化热清,气机之郁结散开,则胸自宽畅,而疼痛亦除。

本方证,原书只标明"正在心下,按之则痛,脉浮滑者"。从历代临床应用上看来,当以胸脘(包括胁肋及上腹部)痞闷、疼痛、发热、舌苔黄为立方的主要标志。同时不论是胸痛、咳吐稠黏黄痰之呼吸系统病变,或者是脘腹痛、呕吐、舌苔黄腻之胃部炎症,或者是胁痛、口苦之肝胆炎症等消化系统的病变,以及心脏、胸膜等病变,只要见到上述痰热互结之证,均可选用本方治之,或与其他方剂配合同用。

二、临床应用

本方应用于临床已有 1700 余年的历史了。历代医家积累了许多宝贵的经验,同时也扩大了本方的适应范围,散见于各家文献之中。现将具有代表性的,而又切合实际应用的,收集于下。

(一) 用在胃病方面

《丹溪心法》记载本方可"治食积,痰壅滞而喘急,为末和丸服之"。不但用法别致,而且对剂型也作了改进。

《方函口诀》云:"治饮邪结于心下而痛……胸满气塞,或嘈杂,或腹鸣下利,或食物不进,或胸痛。"不但用于胃,而且也用于肠部病变。

陆渊雷更明确指出:"此方实治胃炎之多黏液者,黄连所以消炎,半夏所以和胃止呕,瓜蒌实所以涤除黏液……黄连与瓜蒌伍,为肠胃药中峻快之剂。仅亚硝黄,不可不知。"说明本方用治胃肠病变,有清化通里滑利之功。

日人伊藤氏治一例胃溃疡患者,空腹胃痛,其人羸瘦,大便隐血强阳性。胃 X 线检查:胃小弯侧胃角部上方约三横指处有拇指头大圆形壁龛。腹征心下部有局部抵抗、鸠尾、巨阙、上脘有压痛,诊为小陷胸汤证。投本方,病情逐渐好转,共服两个月后,自觉症状消失。经 X 线复查:壁龛消失。隐血(一)(《汉方临床》1966 年第 7 期)。

《成绩录》记载:"一男子,六十余岁,时时饮食窒于胸膈不得下,状如噎膈,咳嗽有痰饮,与小陷胸汤兼南吕丸即愈。"依据所描述的症状,颇似食管肿瘤。现知瓜蒌有抗肿瘤作用。此方用治有痰热证候的肿瘤患者,是合适的。

(二) 用在肺病方面

《张氏医通》云:"凡咳嗽面赤,胸腹胁常热,唯手足有凉时,其脉洪者,痰热在膈上也。此方主之。"很明显,指的是肺部病变。

《方机》云:"治结胸有痰饮之变者……亀背腹中无积聚者,病聚于胸中而呕或吃(呃)者,胸膈膨胀而发痛者。"其中提到"亀背",似属结核性一类病变,本方也可以应用。

《麻疹一哈》云:"一步兵,年四十余,发热三四日,发疹未半,心下结痛一日夜,头痛,出冷汗,两足微厥,喉中痰鸣,胸满短气,大便不通,与小陷胸汤及滚痰丸,下利二三行,其翌发热甚,炎炎如燃,大汗若洗,疹子皆发出而安。"又云:"八木传之允,年可二十,发热无汗,疹欲出不出,心下结痛,肩背强直,因与小陷胸汤,前症渐安。"这两个案例,当是麻疹并发肺炎。

《橘窗书影》云:"某母外感后,热气不解,胸痛短气,咳嗽甚,脉数,舌上白苔,食不进,此乃饮邪并结之证,然其人虚弱,不致为热结胸也。与柴陷汤加竹茹,服之四五日,胸痛大减,咳嗽亦随安。"

日人伊藤氏用本方治心绞痛、肺气肿、支气管扩张、慢性胰腺炎等病,均有良效(《汉方临床》1966 年第 7 期)。

笔者曾以此方与麻杏石甘汤合用,治疗肺炎;又与小柴胡汤合用,治疗肺痈,服之即热退、胸痛减,咳亦瘥。

(三)用在心脏病方面

《医学纲目》记载:"孙主簿述之母,患胸部痞结,不得喘息,按之则痛,脉数且涩,此胸痹也。因与仲景三物小陷胸汤,一剂和,二剂愈。"

天津市南开医院用此方加减(瓜蒌、半夏、苦参、桃仁、红花、失笑散),治疗心肌梗死属于痰热瘀阻型者。此与伊藤氏用治心绞痛的经验,是相近的。

《橘窗书影》记载:"营沼织部正得胸痹痰饮之证,客冬外感后,邪气不解,胸痛更甚,加之项背如负板,不便屈伸,倚息不得卧,饮食减少,脉沉微,众医以为虚候,治之不愈。余诊之,虽老愈,邪气未解,脉带数,先解其邪,而后治其本病不迟也。因与柴陷汤加竹茹,兼用大陷胸丸服之,邪气渐解,本病亦随之缓和,连服二方,数日而愈。"据其所述脉证,颇似肺源性心脏病兼外感之候。取大、小陷胸与柴胡汤三方合用之法,收效甚速。

(四)用在肝胆病方面

《医学纲目》云:"工部郎中郑忠厚患伤寒,胸腹满,面黄如金色,召孙兆至,遂下小陷胸汤,寻利,其病遂良愈。"这是用此方治疗黄疸的经验。结胸发黄,多与肝胆病有关。

《赤水玄珠》云:"徐某,每日下午发热,直至天明,夜热更甚,右胁胀痛,咳嗽吊痛,坐卧俱痛,脉尺弦大,右滑大搏指,此肝胆之火为痰所凝,郁而为疼,夜甚者,肝邪实也。乃以小陷胸汤为主,瓜蒌一两,黄连三钱,半夏二钱,前胡、青皮各一钱,水煎饮之。夜服当归龙荟丸微下之,夜半痛止热退,两帖全安。"

《通俗伤寒论》以本方加柴胡、黄芩、枳实、桔梗、生姜,名为柴胡陷胸汤,治寒热往来,胸胁饱满不舒,按之则痛者。据此多属肝胆炎症。用之有和解少阳,清肝胆,化热痰,宽胸散结之功。

《岳美中医案》载有以本方与大柴胡汤合用,治疗慢性肝炎案例,近年还有用此方治疗胆囊炎、胆道蛔虫症的报道,均可参考。

(五) 其他方面

《建珠录》云:"某子年十三,生而病痖,诊之胸胁妨胀,如有物支之,乃以小陷胸汤及滚痰丸与之月余,又与七宝丸饮之数日,如此者,凡六次,出入二岁所,乃无不言。"据证选方用治痖证,是别出心裁的。

《成绩录》记载:"一猎夫,因捕野兽与之斗,尔后虽无痛苦,然两肘屈而不伸,普求医治,不得寸效,诊之胸满太甚,异于他所,乃于小陷胸汤,服之而愈。"

汤本求真云:"余随腹诊用本方治吞酸嘈杂,两脚挛急,行步难者,得速效。"又云:"结核性腹膜炎初期、中期,用小陷胸汤、四逆散合方,兼大黄蟅虫丸;其兼肺及淋巴腺之结核者,用小柴胡汤、小陷胸汤、四逆散合方,兼用前丸及黄解丸,屡得全效。"

近年临床对渗出性胸膜炎、胸膜粘连、肋间神经痛等病,凡见有胸胁脘腹痞痛、咳嗽气急痰黏、舌苔黄腻者,每多选用此方治之,均有良好效果。

笔者曾治膈下脓肿以及妇人乳痈初起,均以此方为基础,加上清热解毒、活血排脓之药,收效亦佳。

三、讨论

(1) 本方用药只有三味,主次排列,有三种不同情况:汪昂的《医方集解》是先黄连,后瓜蒌、半夏;王旭高的《古方选注》是先瓜蒌,后黄连、半夏。柯韵伯的《伤寒来苏集》在与大陷胸汤作比较时,对三药的排列与汪昂相同。在分析本方时则云:"法当泻心而涤痰,用黄连除心下之痞实,半夏消心下之痰结,寒温并用,温热之结自平;瓜蒌实色赤形圆,中含津液,法象于心,用以为君,助黄连之苦,且滋半夏之燥,洵为除烦涤痰,开结宽胸之剂。"既遵循了原书的次序,又强调了瓜蒌为君药。后人的方解,大多仿其意。

若从临床实际应用的情况分析,三味药的主次排列,也有不同。如用治胃部病变,是以清化湿热为主,这时可与泻心汤一类方剂联系,则以黄连、半夏为先,瓜蒌起泻热涤垢、滑利润肠作用。若用治痰热互结于胸膈,出现心肺病变,当以瓜蒌为先,黄连、半夏为辅助药。若从病因来讲,痰因热结,当以黄连泻邪火、清化湿热为主。随证用药,应当各有侧重耳。

(2) 对本方的归经问题,前人也有各种不同的看法。《伤寒论》原书将本方条文列于太阳病篇,用治误下而成之小结胸证。张秉成在《成方便读》中认为:"观其脉浮滑,知其邪在上焦……即表未解而里有痰热者,皆可兼而用之。"明确指出"知其邪在上焦",比原文"正在心下"有所扩大了。

王海藏认为:"小陷胸汤,少阳药也。"这与近年临床治疗肝胆炎、胸膜炎等病,常与小柴胡汤合用,是相应的。汪昂的《医方集解》和王旭高的《古方选注》等书,都将本方与大陷胸汤以类相从,先后并列于攻里剂中,是着眼于阳明胃肠也。柯韵伯提到"泻心",王旭高提到"直趋少阴",皆着眼于黄连一药,又联系用治心脏病的经验,意亦可取。近年各地的《方剂学讲义》,大多将此方列于祛痰剂中,从它的特有功效归类,不受经络脏腑之局限了。

(3) 本方的适应范围颇为广泛。验之临床,凡遇胸脘痞闷、疼痛,舌苔黄的痰热互阻之证,不论心肺、肝胆、胃肠、胸膜等处的各种病变,均可选用本方治之。至于其主治只提到:"正在心下,按之则痛,脉浮滑者。"所指心下的部位,似嫌局限,应予扩大以胸脘部为合适。后面两句是强调切诊的重要性,不但重视脉诊,更重要的是按诊。推而言之,叩诊,触诊,均包括在内。如今加"舌苔黄腻",从望诊中进一步指明邪火湿热内陷,重用清化法的标志,这是切合临床实际的。

施杞运用六经辨证治疗颈椎病经验

程少丹等 指导:施 杞

颈椎病是因椎间盘、骨、关节及韧带退行性改变或因劳损、感受风寒湿邪(包括咽喉部感染)诱发加重退变,导致颈部肌肉、韧带、神经、脊髓、血管遭受刺激或损害而产生的一系列临床症状和体征的综合征,包括了病理特点不同的一系列疾病。其临床表现多样,证情复杂,为临床治疗带来了一定的困难。

施杞是我国著名中医骨伤科专家,早年师从骨伤科泰斗石筱山和石幼山,系统地学习和研究了中医骨伤科理论,并传承了石氏伤科的学术思想和经验,自 20 世纪 70 年代后期开始一直进行中医药防治颈椎病的研究,在继承石氏伤科"以气为主、以血为先"学术思想的过程中,提出了"从痹论治颈椎病"的学术观点,形成了"益气活血、化瘀通络、兼祛痰湿、脏腑同治、整体调摄"的颈椎病治疗原则。施杞结合《伤寒论》中的六经辨证,认为颈椎病为痹证中的一个病种,在颈椎病的 5 型分类中,颈型、神经根型、椎动脉型多表现为五体痹的症状,如头痛头晕、颈项疼痛、肩部疼痛、耳下疼痛、上肢疼痛、肢体麻木肿胀等;而脊髓型及交感型多表现出五脏痹(脏腑痹)的体征,如咽痛、胸痛及胸腹部裹束感、肌肉痉挛或痿软、心悸胸闷、胃脘不适、便秘便溏、多汗等。六经辨证是辨疾病的部位、病邪的深浅,五体痹属太阳病及其变证或兼证。五脏痹分属于太阳病变证,阳明、少阳、少阴病都归属于里证。颈椎病可以仅为五体痹,也可以五体痹兼五脏痹,或五脏痹兼有五体痹。在临床上,五体痹和五脏痹往往相互夹杂,表里同病,虚实同现。施杞灵活运用六经辨证,并结合气血理论使用经方加减诊治各型颈椎病,师古创新,古方新用,每起沉疴。

一、六经辨证论治具有重要的临床指导意义

六经辨证是《伤寒论》的辨证纲领。六经的物质基础是经络和脏腑,它们是受邪之所,也是病变所在。同时,六经病证的划分又靠阴阳、表里、虚实、寒热来厘定,因而六经也包含了八纲辨证的内容。所以说,"六经辨证贯穿着八纲而联系于脏腑经络,尤其是以脏腑经络的生理、病理变化作为物质基础,从而使辨证言之有物,而不是空中楼阁"。因此,六经辨证有着重要的临床指导意义。

人体以脏腑功能活动为核心,经络根源于脏腑,网络全身,运行气血。伤寒六经虽不能与脏腑经络等同,但是以脏腑经络为基础。所谓太阳病,病在肤表,为人体之"藩篱"受邪;少阳病在半表半里,多涉及胆与三焦;阳明病是病在里,多涉及胸中、胃肠;太阴病的病位较深,多涉及脾胃;少阴病的病位更深,多涉及心肾;厥阴病则多涉及肝经。脏腑经络的功能活动失调也就是人体的气化过程紊乱。可以认为,伤寒六经辨证概括了各个发展阶段中正气强弱、病因属性、邪正盛衰、寒热进退、病理层次、病势趋向以及阴阳消长的情况,是辨证论治、遣方用药的基础。

二、颈椎病可以从六经辨证论治

施杞认为,颈椎病属于中医痹证的范畴。风、寒、湿外邪是导致痹证的最主要外因,因而也就成为颈椎病发病的始因。风、寒、湿为阴邪,易袭阳位,致使气血痹阻,经脉不通,从而容易导致太阳经发病。当人体脏腑亏虚、抵抗力下降时,风、寒、湿外邪乘虚而入,往往首先侵犯太阳经,导致太阳经腧不利,卫外不固,营卫失和,出现恶风怕冷、出汗、颈项强痛、腰背酸楚、四肢关节疼痛等症状,并可影响督脉,使项背挛急,疼痛加剧,头颈转动受限,出现颈椎病的表现。由于手足阳明经、手足少阴经、手足少阳经、手太阳小肠经、足厥阴肝经、任脉、阴维脉、阴跷脉等行经颈部,足太阴脾经、足太阳膀胱经、督脉、阳维脉、阳跷脉等行经项部,手阳明大肠经上出于柱骨之上会督脉所过之处——颈椎,使颈部成为诸经的循行要道。风、寒、湿侵犯人体后,通过这些经络具有由外及内的演进特征,在一定程度上体现了伤寒六经传变的特点。其证候由病邪

侵及的部位不同而有所差异,按所累体表部位从外向内可分为皮痹、肉痹、脉痹、筋痹和骨痹的五体痹。五体痹日久不愈,正气虚损,病情继续加重,发展到少阴经及厥阴经,可表现为脏腑痹。

《伤寒杂病论》作为阐述外感伤寒与内伤杂病辨证论治的典籍,自晋代王叔和重新编次改名《伤寒论》和《金匮要略》以来,不少医家长期认为《伤寒论》中的六经辨证理论只适于指导外感病,直至清代,始有人提出了不同意见。如柯韵伯说:"仲景之六经,为百病立法,不专为伤寒一科,伤寒杂病,治无二理,咸归六经之节制。"(《伤寒来苏集》)俞根初说:"以六经钤百病,为确定之总诀。"(《通俗伤寒论》)所以六经辨证既可以用于外感辨证,也可以用于外感病以外的其他疾病辨证。

颈椎病的发病过程既有和外感六经病证相似的方面,又有脏腑虚亏的原因。颈椎病主要发生年龄段为女子"六七"、男子"五八"前后。其时已"三阳脉衰于上""肾气衰"乃至"太冲脉衰少""督脉衰损"。所以说,肾之精气不足也是颈椎病的一个重要原因。年高肝、脾、肾不足,肌肉萎弱,筋骨懈惰,使颈部动力平衡失调,从而引起椎间盘退化、颈部韧带肥厚钙化、骨赘增生等病变。当造成椎间孔狭窄、神经根受压、脊髓和主要血管受压时,则可导致气血失和、阳气虚衰不足,卫阳不固,腠理空疏。加之亦风、寒、湿三气杂至,气血凝滞从而为痹证的形成创造了致病基础。痹阻可致气滞血瘀,血脉不通,久之失养,则筋脉不荣亦加重局部病证,形成痰瘀互结,闭阻经络,从而出现六经症状。

对此,施杞认为,颈椎病可以从六经辨证论治。在具体应用时,施杞从气血理论出发,立益气化瘀为主法,随证予经方治疗颈椎病,效果颇佳。

三、六经辨证治疗颈椎病

1. 颈型颈椎病 施杞认为,颈型颈椎病属于"皮痹"和"肌痹"范畴,主要表现为太阳表证。

(1)太阳表实证:在颈型颈椎病中,如病程较短,或急性发作,仅表现颈项部酸痛、僵持、无汗者,为太阳表实证,可用葛根汤加减治疗。

案1　姜某,女,34岁。

初诊(2003年9月18日)

患者于半年前曾有游泳受寒史,目前颈腰部酸痛牵掣,手麻,经事、二便正

常,口干口苦,苔薄腻,边有齿痕,脉细滑。证属风寒入络、经脉不遂的颈腰综合征。治拟发汗解表,疏经通络。处方:

藿香梗、佩兰梗各 12 克,紫苏子、紫苏叶各 12 克,川桂枝 9 克,麻黄 9 克,葛根 12 克,当归 9 克,赤芍、白芍各 12 克,川芎 12 克,鸡血藤 15 克,蜈蚣 2 条,制䗪虫 9 克,牛膝 12 克,老鹳草 15 克,何首乌、首乌藤各 18 克,陈皮 6 克,炙甘草 6 克。

二诊

2 周后见颈腰部酸痛明显缓解,手麻已瘥,尚双上肢作胀,便燥,稍有胃脘不适,苔薄,脉细。外邪已祛,经气未畅。

上方去藿香梗、佩兰梗、紫苏子、紫苏叶、川桂枝、麻黄,加柴胡 9 克、川楝子 9 克、延胡索 15 克、制香附 12 克。又服 1 个月后诸症均瘥。

(2) 太阳表虚证:颈型颈椎病头项强痛、恶风而有汗出者,系太阳表虚证,桂枝加葛根汤主之。

案 2 沈某,女,58 岁。

初诊(2003 年 5 月 29 日)

患者颈项酸楚,时有反复,畏风,多汗,夜寐二便均可,苔薄,脉细浮。证属风寒入络,营卫不和。治拟解肌发表,调和营卫。处方:

川桂枝 9 克,赤芍、白芍各 12 克,炙甘草 6 克,大枣 10 枚,姜半夏 9 克,炒苍术 9 克,炒防风 12 克,炒羌活 9 克,粉葛根 15 克,糯稻根 30 克,炙黄芪 12 克,党参、丹参各 12 克,全当归 9 克,大川芎 12 克,香谷芽 12 克。

二诊

服药 3 周后,颈项酸楚、畏风、多汗均瘥,苔薄,脉细。

再拟前法,原方 14 剂以巩固疗效。

(3) 太阳表实兼寒饮内停证:太阳有表里之分,外感于寒,表不得解,表现为颈项强痛。合并水饮内停于里,则成太阳表实兼寒饮内停证。风寒与水饮相搏,壅塞于肺,肺失清肃则咳喘,咳痰色白,小青龙汤主之。

案 3 江某,男,70 岁。

初诊(2003 年 11 月 24 日)

颈项酸痛,两手麻木 3 个月,时有外感咳喘,咳痰色白,有左股骨下段结核性骨髓炎手术史两年,苔薄,质紫,脉细浮。证属风寒客表,水饮内停。治拟扶

正解表,温化痰饮。处方:

炙麻黄 9 克,炒白芍 12 克,五味子 9 克,川桂枝 9 克,姜半夏 9 克,北细辛 9 克,干姜 6 克,炙黄芪 12 克,党参、丹参各 12 克,莱菔子 12 克,川牛膝 12 克,广陈皮 6 克,云茯苓 12 克,鸡血藤 15 克,炙甘草 6 克。

二诊

服药 1 个月后,颈项酸痛、咳嗽、咳痰已明显缓解,小溲频数,便溏,苔薄,脉细。再前法调摄。

上方去莱菔子、北细辛,加淫羊藿 12 克、山茱萸 9 克、台乌药 12 克、大枣 10 枚。

三诊

又服药 2 个月后,诸恙已瘥,仅感两手肿胀,有瘀斑,苔薄,质紫,脉细。再予活血通络之剂调理。

2. 神经根型颈椎病　颈型颈椎病之太阳病汗出后阳虚水气泛滥,留滞经脉,出现颈项上肢疼痛,发展为神经根型颈椎病,可出现下肢沉重,甚则肢体水肿。治宜温阳化气行水,真武汤主之。

案 4　乐某,女,59 岁。

初诊(2004 年 2 月 26 日)

颈项腰脊四肢关节疼痛 3 月余,时有手麻,双小腿足跗肿胀,无红热,胃纳、二便可,苔薄,脉细滑。证属气血不和,阳虚水湿不化。治拟调和气血,温阳利水。处方:

炙黄芪 12 克,党参、丹参各 12 克,全当归 9 克,大川芎 12 克,炒白术 12 克,云茯苓 12 克,炒白芍 12 克,熟附片 9 克,明天麻 12 克,嫩钩藤 12 克,软柴胡 9 克,益母草 12 克,川牛膝 12 克,桑寄生 12 克,杜仲 12 克,石菖蒲 18 克,秦艽 9 克,炙甘草 6 克。

二诊(2004 年 4 月 16 日)

诉颈项、腰脊、四肢关节疼痛缓,双小腿肿胀已明显减退,时有皮肤瘙痒,苔薄,脉细。

再前法,原方加地肤子 12 克,粉萆薢 12 克以收全功。

3. 椎动脉型颈椎病　椎动脉型颈椎病属于"脉痹"范畴。脉位于"皮肉之内,骨骼之外"之半表半里,与六经中的少阳相同。少阳主半表半里,为表里之枢机,气机升降运行的通道。肝胆之火循经上扰清窍而出现口苦、咽干、目眩,小柴胡汤主之。

案5 李某,女,61岁。

初诊(2003年5月12日)

患者曾有颈椎病史,近日又出现颈项不舒,伴头晕,口干口苦,腑行不畅,时有手麻,苔薄腻,脉细。证属痰郁化火,清阳不升。治拟疏肝理气,疏经通络。处方:

柴胡9克,黄芩9克,党参12克,姜半夏9克,炒白术9克,大川芎12克,明天麻12克,茯苓12克,陈皮6克,大枣10枚,炙甘草6克,粉葛根15克,枸杞子12克,大蜈蚣2条,制䗪虫9克。

二诊(2003年6月16日)

服药1个月后,诉手麻已瘥,病情稳定,稍有头晕,腹胀,夜寐不宁,苔薄白腻,脉细滑。再拟前法。

上方去粉葛根、枸杞子、大蜈蚣、制䗪虫,加杭菊花12克,藿香梗、紫苏梗各12克,大腹皮12克,何首乌、首乌藤各18克,炒枣仁15克。

三诊(2003年7月7日)

颈项不舒、头晕、手麻均消失,胃纳、二便可,苔薄,脉细,再服上方两周以巩固疗效。

4. 脊髓型颈椎病 脊髓型颈椎病病情严重,侵及脏腑而成脏腑痹,临床以阳明经病和少阴经病表现最为多见。

(1)阳明病脊髓型颈椎病:早期以燥热实盛为主要病理特征,表现为阳明腑实证,胃热肠燥,津液受伤,筋脉失养。发作时,筋脉强直,小便涩短或排出困难,大便秘结,肢体水肿,腹胀腹满,其颈项疼痛,表现为强直、肢体僵硬、肌张力增高明显,舌质紫,脉弦滑。此由浊水闭阻、腑实内聚形成,大承气汤主之。

案6 王某,男,54岁。

初诊(2004年4月27日)

颈项酸楚,两上肢牵掣麻木,胸腹裹束感,腹胀如鼓,便秘,矢气不畅,下肢拘紧笨拙,腱反射(＋＋＋～＋＋＋＋),左踝阵挛(＋),左巴宾斯基征(＋),苔薄,质红,脉弦滑。MRI示:第三至第四,第四至第五,第五至第六颈椎椎间盘突出,脊髓受压。证属气滞燥结,升降失司。治拟行气活血,峻下热结。处方:

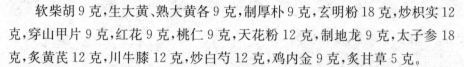

软柴胡 9 克,生大黄、熟大黄各 9 克,制厚朴 9 克,玄明粉 18 克,炒枳实 12 克,穿山甲片 9 克,红花 9 克,桃仁 9 克,天花粉 12 克,制地龙 9 克,太子参 18 克,炙黄芪 12 克,川牛膝 12 克,炒白芍 12 克,鸡内金 9 克,炙甘草 5 克。

二诊

服 3 剂后颈项酸楚、两上肢牵掣麻木、胸裹束感明显缓解,腹胀消失,大便通畅,每日 1~2 次,苔薄,质红,脉涩。

上方去生大黄、制厚朴、玄明粉,改炒枳实为炒枳壳 12 克,加粉葛根 12 克、川桂枝 9 克、大蜈蚣两条。

2 周后随访,颈项酸楚、两上肢牵掣麻木感消失,胸裹束感轻微。

(2) 少阴病脊髓型颈椎病:晚期表现为四肢厥冷不温,此为肝胃气滞、阳气内郁而成,非阴寒所致。治疗上以疏肝解郁为主,方用四逆散加味。

案 7 杨某,女,52 岁。

初诊(2003 年 7 月 7 日)

颈项酸楚,两手作胀不温,两下肢裹束感两周,便溏,多汗,夜寐尚可,苔薄,边有齿痕,脉细弦。证属肝经失畅,肾阳亏虚,上盛下虚。治以疏肝解郁,温补肾阳。处方:

软柴胡 9 克,炒枳壳 12 克,赤芍、白芍各 12 克,熟附片 9 克,川桂枝 9 克,云茯苓 15 克,姜半夏 9 克,制川朴 3 克,炙黄芪 12 克,党参、丹参各 12 克,全当归 9 克,大川芎 12 克,六一散 30 克。

二诊

服药两周后颈项酸楚、两手作胀、便溏已瘥,唯两下肢裹束感仍存,步履拘紧,苔薄,边有齿痕,脉细。证属气血亏虚,肝经失养。

上方去云茯苓、姜半夏、制川朴,加熟地 9 克、山茱萸 9 克、生石决明 30 克。

再服两周,诸恙均瘥。

5. 交感型颈椎病 颈型颈椎病之太阳病误下,邪热内陷与有形痰水互结形成以心下硬痛之结胸证,发展为交感型颈椎病,大陷胸丸主之。其临床主要表现为颈项强痛、心下硬满,按之则痛、不按不痛、脉象浮滑、舌苔淡黄等。

案 8 谢某,男,35 岁。

初诊(2004 年 5 月 7 日)

颈项酸楚疼痛伴头晕 5 月余,右手麻木酸楚,胸闷心悸,夜寐不宁,耳鸣,

咽喉不适,霍夫曼征(一),苔薄黄腻,脉细。证属气血不和,痰郁化热。治拟清化热痰,调和气血。处方:

制大黄 6 克,全瓜蒌 12 克,芒硝 6 克,甘遂 6 克,葶苈子 9 克,杏仁 12 克,明天麻 12 克,生黄芪 15 克,全当归 9 克,赤芍、白芍各 12 克,制香附 12 克,广郁金 9 克,软柴胡 9 克,炒黄芩 9 克,汉防己 15 克,炒防风 12 克,首乌藤 24 克,炒枣仁 15 克,炙甘草 6 克,大蜈蚣两条。

二诊(2004 年 6 月 19 日)

述颈项酸楚疼痛、头晕消失,右手麻木酸楚亦缓,胸闷、心悸消失,夜寐安,咽喉仍不畅,苔薄,脉细。

上方去首乌藤、枣仁,加玄参 12 克、板蓝根 18 克。再服 2 周以收全功。

经方治疗咳喘和痰饮的认识

吴银根

一、太阳病伤寒表虚证、表虚兼喘证

喘家,作桂枝汤,加厚朴、杏子佳。(18)
方药:桂枝,芍药,生姜,大枣,甘草,厚朴,杏仁。

二、太阳病伤寒表实证

(1) 太阳病,头痛,发热,身疼腰痛,骨节疼痛,恶风,无汗而喘者,麻黄汤主之。(35)
方药:麻黄,桂枝,杏仁,甘草。
(2) 太阳与阳明合病,喘而胸满者,不可下,宜麻黄汤。(36)
太阳伤寒表实证兼内热烦躁证。
(3) 太阳中风,脉浮紧,发热恶寒,身疼痛,不汗出而烦躁者,大青龙汤主之。(38)
方药:麻黄,桂枝,甘草,杏仁,生姜,大枣,石膏。
(4) 伤寒表不解,心下有水气,干呕,发热而咳,或渴,或利,或噎,或小便不利,少腹满,或喘者,小青龙汤主之。(40)
此方为兼水饮咳喘证。
方药:麻黄,芍药,干姜,五味子,桂枝,细辛,半夏,甘草。

三、太阳病变证——邪热壅肺证(外寒肺热)

(1) 发汗后,不可更行桂枝汤,汗出而喘,无大热者,可与麻黄杏仁甘草石

膏汤。(63)

(2)下后,不可更行桂枝汤,若汗出而喘,无大热者,可与麻黄杏子甘草石膏汤。(162)

方药:麻黄,杏仁,甘草,石膏(表2)。

表2　桂枝加厚朴杏子汤等5方比较分析

方　名	组　成	证　型	备　注
桂枝加厚朴杏子汤	桂枝、芍药、生姜、大枣、甘草、厚朴、杏仁	表虚证	
麻黄汤	麻黄、桂枝、杏仁、甘草	表实证	以桂枝为温
麻杏甘石汤	麻黄、杏仁、甘草、石膏	邪热壅肺证	以石膏为凉
小青龙汤	麻黄、芍药、干姜、五味子、桂枝、细辛、半夏、甘草	兼水饮咳喘证	温化,含桂枝汤意
大青龙汤	麻黄、桂枝、甘草、杏仁、生姜、大枣、石膏	兼内热烦躁证	含麻黄汤、桂枝汤、麻杏甘石汤意

 ## 四、《金匮要略》咳嗽上气病

(1) 咳而上气,喉中水鸡声,射干麻黄汤主之。(6)

方药:麻黄,半夏,五味子,细辛,干姜,射干,紫菀,款冬花,大枣。

(2) 咳而脉浮者,厚朴麻黄汤主之。(8)

方药:麻黄,半夏,五味子,细辛,干姜,厚朴,石膏,杏仁(表3)。

表3　射干麻黄汤等3方比较

方　名	相同药味	加　减	方　义	原　文
射干麻黄汤	麻黄、半夏、五味子、细辛、干姜	加射干、紫菀、款冬花、大枣	止咳化痰降逆(偏重痰)	咳而上气,喉中水鸡声
厚朴麻黄汤		加厚朴、石膏、杏仁	清化痰饮(偏重清)	咳而脉浮者
小青龙汤		加桂枝、白芍、甘草	温化寒饮(偏重温)	咳逆倚息不得卧

(3) 脉沉者,泽漆汤主之。(9)

方药:半夏,生姜,白前,紫参,甘草,黄芩,人参,桂枝,泽漆。

讨论:①泽漆汤方证是在治疗"咳逆上气,时时吐浊,但坐不得眠,皂荚丸主之"(7)、"咳而脉浮者,厚朴麻黄汤主之"(8)以后。此脉沉者应包括咳而上气见有水饮内结之证,脉沉为里结。②泽漆即大戟苗,功能下水。③紫参,医家认为系紫菀之误。江西洪广祥考证认为紫参即现代处方中之石见穿。《中药大辞典》曰:"石见穿,别名紫参、小丹参。"④本方可记忆为:半夏泻心汤去黄连加泽漆、紫参、桂枝、白前。即痰浊内结入里,取和中降逆、消痞之半夏泻心汤,加重行气泻水降逆作用的泽漆、石见穿、桂枝、白前。⑤本方对表证已去,喘咳胸满有效。

(4) 咳而上气,此为肺胀,其人喘,目如脱状,脉浮大者,越婢加半夏汤主之。(13)

方药:麻黄,石膏,半夏,生姜,大枣,甘草。注:目如脱状,形容水饮上犯,塞迫气逆之急性病面容。

(5) 肺胀,咳而上气,烦躁而喘,脉浮者,心下有水,小青龙加石膏汤主之。(14)

方药:小青龙汤加石膏。

讨论:13 条为热重于饮,14 条为饮重于热。可见肺胀急性发作时多见寒热夹杂,已与水饮相涉,病情加重。

五、邪入胸胁及心下

(1) 小结胸病,正在心下,按之则痛,脉浮滑者,小陷胸汤主之。(138)

方药:黄连,半夏,瓜蒌。

(2) 寒实结胸,无热证者,与三物小陷胸汤,白散亦可服。(141)

方药:桔梗三分,巴豆一分,贝母三分。

讨论:巴豆制作方法,巴豆去壳在臼中杵碎细末状,夹于多层粗草纸内,重力压榨吸去巴豆油,1~2 次。取末用粗糠共炒。再筛去糠末,取去油的巴豆末备用。

(3) 伤寒六七日,结胸热实,脉沉而紧,心下痛,按之石硬者,大陷胸汤主之。(135)

方药:大黄,芒硝,甘遂。

(4) 结胸者,项亦强,如柔痉状,下之则和,宜大陷胸丸。(135)

方药:大黄,芒硝,葶苈子,杏仁。

讨论:大陷胸汤(丸)对于慢性阻塞性肺疾病(COPD)痰热壅阻型气促、气急胸闷、胸痛者效果明显。甘遂服 6 克无大碍。芒硝视大便性状决定取舍,大黄可改制大黄。葶苈子宜用北葶苈子,杏仁可改桃仁或加入桃仁更宜。

(5) 若心下满而硬痛者,此为结胸也,大陷胸汤主之;但满而不痛者,此为痞,柴胡不中与之,宜半夏泻心汤。(154)

方药:半夏,黄连,黄芩,干姜,人参,甘草,大枣。

(6) 伤寒发汗,若吐若下,解后,心下痞硬,噫气不除者,旋覆代赭汤主之。(161)

方药:旋覆花,代赭石,人参,生姜,半夏,大枣,甘草。

讨论:①泽漆汤、半夏泻心汤、旋覆代赭汤以邪在心下为特征,与胃气有关。肺气逆为咳,胃气逆为呕,肺胃之气均以下降为顺。②《内经》"病机十九条""诸痿喘呕,皆属于上",即指肺胃。而《素问·咳论篇》对病机描述为:"此皆聚于胃,关于肺。"故肺胃不和是咳喘的重要原因。③此三方联系分析是仲景治咳喘邪热入里至胸胁心下的主要用方,临床疗效确切。④小陷胸汤为痰热在心下,大陷胸汤(丸)为痰热里结,目前临床称之为痰热壅结证,宜急攻者。而寒实结胸宜温化攻痰,三物白散,重点是善用巴豆。

六、阳明腑实,喘冒

(1) 患者小便不利,大便乍易乍难,时有微热,喘冒不能卧者,有燥屎也,宜大承气汤。(244)

方药:大黄,芒硝,枳实,厚朴。

(2) 阳明病,脉迟,虽汗出不恶寒者,其身必重,短气,腹满而喘,有潮热者,此外欲解,可攻里也。手足濈然汗出者,此大便已硬也,大承气汤主之。(208)

张仲景在大承气汤证中列入喘冒不能卧。历代均有所发挥。至清代吴鞠通著《温病条辨》将承气汤与脏腑结合,列出肺肠相合之宣白承气汤:大黄、石膏、杏仁、瓜蒌。本方以"肺与大肠相表里"为理论指导。临床应用广泛。

七、痰热壅肺

痰热壅肺证在《金匮要略》肺痈章节中有记载。《千金》苇茎汤:治咳有微热,烦满,胸中甲错,是为肺痈。

方药:苇茎,生薏苡仁,桃仁,瓜瓣(即冬瓜仁)。

大、小陷胸汤均可治疗痰热壅肺证。

八、和解少阳,化湿热

(1) 伤寒五六日,中风,往来寒热,胸胁苦满,嘿嘿不欲饮食,心烦喜呕,或胸中烦而不呕,或渴,或腹中痛,或胁下痞硬,或心下悸、小便不利,或不渴、身有微热,或咳者,小柴胡汤主之。(96)

方药:柴胡,黄芩,人参,半夏,生姜,大枣,甘草。

本方几点说明:①若咳者,去人参、大枣、生姜,加五味子、干姜。②伤寒中风,有柴胡证,但见一证便是,不必悉具。(101)③小柴胡汤与半夏泻心汤只差一味药,即柴胡易黄连。小柴胡汤为邪入肝胆,寒热错杂,半表半里,半夏泻心汤为邪在心下,寒热错杂,宜辛开苦降。

(2)《金匮要略》妇人杂病:妇人咽中如有炙脔,半夏厚朴汤主之。(5)

方药:半夏,生姜,厚朴,茯苓,紫苏叶。

日本《诊疗医典》柴朴汤药物组成:小柴胡汤与半夏厚朴汤之合方,即小柴胡汤加厚朴、茯苓、紫苏,用以治喘咳,已成为日本常用成药。

九、痰饮证

1. 葶苈大枣泻肺汤

(1) 支饮不得息,葶苈大枣泻肺汤主之。(27)

方药:葶苈子,大枣。

(2) 支饮亦喘而不能卧,加短气,其脉平也。(14)

(3) 久咳数岁,其脉弱者可治,实大数者死。其脉虚者必苦冒。其人本有支饮在胸中故也。治属饮家。(34)

2. 小青龙汤

(1) 咳逆倚息不得卧,小青龙汤主之。(35)

(2)饮水流行,归于四肢,当汗出而不汗出,身体疼重,谓之溢饮。咳逆倚息,短气不得卧,其形如肿,谓之支饮。(2)

（3）病溢饮者，当发其汗，大青龙汤主之，小青龙汤亦主之。（23）

3. 己椒苈黄丸

（1）腹满，口舌干燥，此肠间有水气，己椒苈黄丸主之。（29）

方药：防己，椒目，葶苈子，大黄。

（2）其人素盛今瘦，水走肠间，沥沥有声，谓之痰饮。（2）

4. 十枣汤　病悬饮者，十枣汤主之。（22）

方药：芫花，甘遂，大戟，大枣。

栀子豉汤可视作伤寒温病之津梁

何立人

临床上很多患者感冒寻求中医中药饮片的治疗,而不是单纯中药成药的,这是一个很好的现象,老百姓对于中医中药治疗感冒的功效都是认可的,也确实是受益的。其实对于我们中医医生而言,感冒是我们学习中医辨证的第一个敲门砖,通过感冒不仅可以学习对实证的治疗,也对虚证的治疗有初步的了解。比如虚人感冒里面,有气虚的用玉屏风散,又有阴不足的、汗源不足不能发汗的,用加减葳蕤汤这样的方法;对风寒、风热、暑湿、虚人感冒有一定的了解,对内科的辨证,甚至于说对伤寒温病的辨证入门,都有好处,切不能忽略。

我们学习伤寒用麻黄汤、桂枝汤治疗感冒,随着时代的演变,后来温病学说出来了,用到桑叶、菊花、金银花、连翘,我认为这个转变的过程中,栀子豉汤一直起着纽带的作用。

时年跟随张伯臾学习,可以看到桑菊饮、败毒散、银翘散,但给我印象最深的,便是《伤寒论》的栀子豉汤。我过去也经常感冒,总是请张伯臾帮我开处方吃药,他给我的处方也比较多见栀子豉汤。过去感冒治疗里不太看到用大青叶、蒲公英,但是跟张伯臾学习过程当中,看到大青叶、蒲公英,所谓抗病毒、杀细菌的这样两路的药物出现在处方里。这也是与时俱进,随着时间的推移,认识有深,会有这些变化。

栀子豉汤我认为他是有表,以及兼有里热证的时候,用起来是最恰当。《伤寒论》原文载:"伤寒五六日,大下之后,身热不去,心中结痛者,未欲解也。栀子豉汤主之。"从药物组成上分析栀子豉汤,该方由栀子、豆豉组成,属足太阳阳明药。方中栀子味苦性寒,泄热除烦,降中有宣;香豉体轻气寒,升散调中,宣中有降。烦为热盛,栀子苦寒,色赤入心,故以为君。豆豉苦能发热,助栀子以吐虚烦,故以为臣。二药相合,共奏清热除烦之功。在银翘散里就含有栀子豉汤,但又是以栀子豉汤为主来使用的。

在运用栀子豉汤时,你可以对有汗、无汗就豆豉、豆卷加以区分运用,如欲加大发汗解表力度,可加用生姜,亦用于兼呕者。若有阴虚火盛,就这之上加一点生地、玉竹,亦可用于阴虚感冒,补充发汗之源。如老年肾亏者,感冒咽痛,但咽不甚红肿者可加玄参;如咽喉红肿疼痛,可加用赤芍。这也都是张伯臾在用药时候的进退变化。

暑日感冒与栀子豉汤:夏季闷热,湿度比较大,倘若贪凉或吹空调等感受了风寒之邪,易表现为暑湿感冒。暑湿感冒多见于夏季,感受当令暑邪,暑多夹湿,暑湿并重,以发热、汗出热不解、鼻塞、流浊涕、头昏、头痛、头胀、身重倦怠、心烦口渴、胸闷欲呕、尿短赤、舌苔黄腻为主要症状。暑湿感冒是夏天特有的感冒,也就是老百姓俗称的热伤风。热伤风的发热和秋冬季感冒是有区别的,从症状上来说风寒感冒、风热感冒、暑湿感冒的症状都有鼻塞、流涕、发热,但暑湿感冒一般发热重、恶寒轻,一般患者没有寒冷的感觉,只是发热,出汗多但是不解热。治疗夏日之感冒,除了可用新加香薷饮等方外,其实亦可选用栀子豉汤化裁。

《伤寒论》原文载"发汗、吐、下后,虚烦不得眠,若剧者,必反复颠倒,心中懊侬,栀子豉汤主之",伤寒汗、吐、下可致津液不足,而暑气最易伤津耗气。在津液阴液不足而有内热之象时,可表现为咽燥、口苦、虚烦不得眠、心中懊侬、胸中窒甚至胸中痛等表现。又暑多挟湿,临床可见痰在膈中、患者腹满、舌苔厚腻之象。

栀子豉汤可用于外感之热。夏日外感暑热之邪,热邪从皮毛而入,或为外感寒邪入里化热,若不及时驱邪外出或误治而使邪热入于胸膈,可阻滞胸膈气血,使经脉不得畅通。不通则痛,故可见胸痛,扰乱气机则肺之宣发肃降失常,故可见咳嗽,喘郁热逆传心包,扰乱心神,则可见烦闷懊恼、不眠等心神不宁的症状,而热邪灼伤脉络肌腠则可发生炎症,热迫血行则可见出血。栀子豉汤亦可用于内生之热,脏腑郁热传于胸膈之间,或心火无以制约而亢盛,古人云"诸邪之在于心者,皆在于心之包络",故邪热传之以心包胸膈也。

发病者如为更年期妇女,或合并肝郁气滞者可加用柴胡、薄荷。薄荷亦有透暑解表之功。亦可合用《太平惠民和剂局方》之四七汤,方用半夏、茯苓、紫苏叶、厚朴,用于七情之气,结成痰涎,状如破絮,或如梅核,在咽喉之间,咯不出,咽不下,或中脘痞满,气不舒快,或痰涎壅盛,上气喘急,或因痰饮中结,呕逆恶心。

暑多夹湿，藿香、佩兰用于夏日化湿；伴有暑湿泄泻者，可将生栀子改为焦栀子，并加用荷叶、川朴花化湿；胸脘痞闷加紫苏梗；鼻塞可加黄芩、辛夷。使用栀子豉汤的诸多变化，窥测临证组方的诸多变化。当立足辨证的基础，根据病情的需要，考虑因时制宜、因人制宜，利用药物的七情，活用经典、经方。

医 案 篇

桂 枝 汤

小 儿 厌 食

董廷瑶

案1 何某,男,2岁。

初诊

患儿纳少厌食,面色㿠白,易汗膝弱,形瘦质薄,大便不实,腹部尚软,舌苔薄润,两脉虚弱。处方:

桂枝3克,白芍6克,生姜2片,红枣3枚,清甘草3克,太子参6克,焦白术9克,茯苓9克,生扁豆9克,炒谷芽9克。

二诊

7剂后纳开汗少,大便已实。

原法去扁豆、茯苓,加黄芪6克、陈皮3克,再服6剂后形体渐丰,纳食日进矣。

案2 尹某,男,2岁。

初诊

患儿体质薄弱,面色萎黄,容易感冒出汗。近来胃口不开,舌苔薄润,大便间隔,时有鼻衄。治宜桂枝汤加味主之。处方:

桂枝3克,炒白芍6克,生姜2片,红枣3枚,清甘草3克,陈皮3克,赤芍9克,炒藕节9克,黑栀子9克,炒谷芽9克。

6剂。

二诊

营卫已和,胃气已动,鼻衄亦止,汗出减少,二便均通。宜原法为主。

处方：

桂枝 3 克,炒白芍 6 克,生姜 2 片,红枣 3 枚,清甘草 3 克,陈皮 3 克,川石斛 9 克,炒谷芽 9 克,炒藕节 9 克,佛手 6 克。

服 6 剂后胃和便调,汗出已和而告痊愈。

【笔者按】此两则病案,患儿均易出汗,形体偏瘦,面色不佳,桂枝汤调和营卫,切合病机,取得明显良效。

高热惊厥(病毒性脑膜炎)

王霞芳

案3 张某,男,6 岁。

初诊(2002 年 5 月 15 日)

反复发热两月余。因"高热惊厥"住院已 2 个月,曾昏迷 2 小时,惊厥抽搐 8 次。脑脊液有异常细胞 84 个,血清白细胞计数 3.1×10⁹/升,余项均正常。拟诊"病毒性脑膜炎"。选青霉素、头孢噻肟、更昔洛韦等联合应用,高热虽降,低热持续不清。刻下盗汗淋多,食欲不振,乳蛾红肿,面黄神疲,舌淡红,苔薄白,脉濡细小。病久正虚,邪热留恋,营卫不和。先拟调和营卫,祛邪退热。予桂枝汤加味。处方：

桂枝 3 克,炒白芍 9 克,甘草 3 克,青蒿 9 克,白薇 9 克,黄芩 6 克,太子参 9 克,茯神 10 克,钩藤 9 克(后下),浮小麦 15 克,生姜 3 片,红枣 5 枚。

5 剂。

二诊(2002 年 5 月 29 日,代诊)

服前方上午热退,午后潮热(体温 37.7~38.0 摄氏度)。近因进食冷饮、西瓜,加之劳累,又呕吐、昏迷 4 小时,复住院,经抢救后苏醒,抽搐缓解,仍有低热、汗多、嗳气、入睡难、性躁易怒,舌红苔薄白、脉细滑小数。因有化脓性扁桃体炎史,拟上法加减。处方：

桂枝 3 克,白芍 6 克,甘草 3 克,龙骨 30 克,牡蛎 30 克,钩藤 9 克,炒牛蒡子 10 克,黄芩 9 克,太子参 10 克,麦冬 9 克,五味子 5 克,生姜 3 片,大枣 5 枚。

7 剂。

三诊(2002年6月10日)

药后低热退净、胃和不呕,仍汗多、性情急躁易怒。近日热势又高,左手抖动,再次住院,做腰脊穿刺(一);脑电图(EEG):有慢棘波,怀疑痫证。予丙戊酸钠片口服。前法颇合,仍宗前义。

上方去牛蒡子,加茯神12克、竹叶10克,7剂。

四诊(2002年8月18日)

中药调治后,抵抗力增强,两月余未感冒发热,痫证未发,左手不抖、夜寐转安、汗减神振、学习成绩进步,尚有流涎。德巴金减至每日半片口服。前法加减,巩固疗效。处方:

桂枝龙牡汤加竹沥10克、半夏10克、茯神12克、竹叶10克、钩藤9克、太子参10克、僵蚕10克、五味子5克。

7剂。

【按】中医学无病毒性脑膜炎病名,据证候属"温病""急惊风"等范畴。外感温热病毒,初起热高神昏抽搐,痰热壅盛,上扰脑窍,本须清热泻火、解毒豁痰重剂急救之。虽经抢救苏醒,但症情反复,热势起伏不清,今选桂枝汤调和营卫,以青蒿、白薇诸药领邪外出,投数剂热即退清。桂枝汤为《伤寒论》首方,辛温,解肌发汗,原专为伤寒中风而设,本例乃属温病,似非所宜。考吴鞠通《温病条辨》下焦篇33条:"温病后,脉迟,身凉如水,冷汗自出者,桂枝汤主之。"列入该方,曾备受非议。但笔者经多年实践探索,却颇合临床。温病经抢救治疗后,壮热虽降,往往余热缠绵起伏,汗多神漫,此为病后营卫已耗而邪热未彻,则桂枝汤加味调和营卫,扶正祛邪,低热加青蒿、黄芩、白薇,汗多加龙骨、牡蛎,不失为温病恢复期的一种特定治法。

小儿咳喘

王霞芳

案4　患儿,男,2岁。

初诊(2009年10月30日)

患儿出生时为足月小样儿,暖箱养护1周后出院,曾因支气管肺炎住院治疗。平时易感咳嗽,近2个月反复咳喘不愈,曾在外院西医诊治未见好转。刻下：夜咳稍喘，痰多清稀，纳少厌食，形瘦偏矮，面黄少华，盗汗较多，大便每日4～5 次、质糊、色黄，舌淡红，苔薄白腻。证属营卫不和，肺脾俱虚，寒饮内停。治宜调和营卫，益气健脾，温化痰饮。方拟桂枝汤合苓桂术甘汤加减。处方：

茯苓 10 克，桂枝 3 克，焦白术 10 克，党参 10 克，炒白芍 10 克，炒白扁豆10 克，炒山药 10 克，红枣 5 枚，生姜 3 片，炙甘草 3 克。

7 剂。每日 1 剂，水煎服。

二诊（2009 年 11 月 6 日）

药后咳喘均平，大便每日仍 3～4 次、质稀、色黄，便前腹痛，夜尿较多，睡中自遗，面黄无华，眼睑水肿，神疲乏力，盗汗减少，纳增不多，舌红，苔薄白。患儿因先天不足，下元虚冷，小便失禁，故治以健脾补肾、固涩止遗。处方：

茯苓 10 克，桂枝 3 克，炒白术 10 克，炙甘草 3 克，党参 10 克，炒白扁豆 10克，炒山药 10 克，益智仁 10 克，乌药 6 克，炒白芍 10 克，桑螵蛸 10 克。

继服 14 剂，诸症痊愈。

【按】本案患儿先天不足，营卫不和，阴阳失调，肺、脾、肾俱虚，脾为后天之本，脾虚运化不健，停湿生痰，痰阻气道，故见咳喘；元虚久病，肾气不足，命门火衰，故见神疲乏力；肺脾气虚，上虚不能制水，下虚不能上承，致使无权约束水道，下元虚寒，不能温养膀胱，膀胱气化功能失调，闭藏失职，不能约束水道而为遗尿。徐彬《金匮要略论注》云："桂枝汤，外证得之，解肌调营卫；内证得之，化气调阴阳。"故以桂枝汤和营卫、调阴阳；苓桂术甘汤健脾利湿、温化痰饮；四君子汤益气健脾、培土生金；加炒白扁豆健脾利湿；炒山药补脾养胃、生津益肺、补肾涩精；又久病及肾，下元虚寒而致遗尿，加缩泉丸以温补肾阳、固涩小便。诸药合用，恰中病机，故能向愈。

桂枝加附子汤

阳 虚 自 汗

何立人

案5 某,女,80岁。

初诊(2008年9月)

时时汗出,动辄益甚,烘热阵阵,但又畏寒怯冷数月,乏力,神疲肢软,心悸胸闷,纳可,夜尿频,大便调,口不渴;膝痛拘急,不能行走,苔薄微腻,脉细小结代。既往有退行性骨关节病、冠心病房颤史多年。辨证为心肾阳气不足。治拟温补心肾,以二仙汤加减化裁。处方:

仙茅9克,淫羊藿9克,补骨脂9克,菟丝子9克,杜仲12克,牛膝12克,虎杖12克,苦参6克,生白果6克,灵芝草12克,景天三七12克,炒当归9克,生地黄9克,熟地黄9克,砂仁3克(后入),炒怀山药12克,茯神12克,五味子3克,炙瓜蒌皮9克,焦枳壳9克,沉香3克(后入)。

14剂。

二诊

患者多汗稍减,心悸烦热已无,纳可寐安,舌淡红而润,但气短喘促,尿少且频,苔薄白中微腻,脉细小结代。证乃心气虚无以敛汗摄津,肾阳虚不能纳气平喘。按原意进取,应益气敛汗摄津、温肾纳气平喘。处方:

熟附片6克,桂枝6克,炒白术12克,炒白芍12克,炒党参15克,炙黄芪15克,炒防风15克,炒当归12克,灵芝草9克,景天三七9克,生白果9克,五味子3克,杜仲15克,补骨脂9克,紫石英30克(先入),潼蒺藜12克,白蒺藜12克,泽泻9克,猪苓9克,茯苓9克,葛根9克,片姜黄6克,威灵仙9克,麦冬9克,五倍子6克,龙骨30克(先入),牡蛎30克(先入)。

14剂。药后症减,前方出入化裁,调治月余症安。

【何立人批语】见汗治汗,治汗选止汗,此皆见木不见林,能从本案例治验体会到二仙汤非仅适用于更年期,又能体会到治病当循序渐进,依次易方,层层逼近,乃至直捣黄龙的治理方法,这正是中医辨证思维的特色,望能由此及彼,由表及里,真正在临床中加以利用。

【按】患者主症为多汗、烘热,而无五心烦热、骨蒸潮热,且舌苔薄白微腻而非净红,脉虽细小结代,但平素多畏寒怯冷,结合其高龄、心悸胸闷、膝痛拘急,四诊合参,考虑患者证属心肾阳气不足,并非仅根据"自汗多阳虚"之说而辨为阳虚之证。其烘热一症,若患者年龄为45~55岁,则考虑为脏躁,也就是更年期综合征,但患者已80岁高龄,可见其烘热、汗出并非脏躁所致,而是由于高年体弱,脏腑功能衰弱,气阳不足,气虚不能摄津固表敛汗,"阳虚生外寒",故时时汗出,畏寒怯冷。阴阳互根,阳损阴伤,"阴虚生内热",阴阳不交,因此烘热阵阵,而虚热亦可迫津外泄,加重出汗。

方中"桂枝"并非发汗解表之用,因患者汗出并非表证所致,且患者无头痛、鼻塞、清涕、脉浮等症。桂枝用意,其一,桂枝同白芍、熟附片合用,取《伤寒论》桂枝加附子汤之意。《伤寒论·辨太阳病脉证并治》中有"汗漏不止"一症,原文为"太阳病,发汗,遂漏不止,其人恶风,小便难,四肢微急,难以屈伸者,桂枝加附子汤主之",该条阐明了太阳病发汗太过之后,导致阳虚漏汗的证治,桂枝附子汤即桂枝汤加制附子一枚,并加大甘草用量而成。桂枝汤调和营卫,附子则温阳固表止汗,桂枝加附子汤主要针对表阳不固、汗漏不止而设。患者时时汗出,潮热阵阵,皮肤潮湿无干燥之时,其症状表现,与"漏汗不止"相似,究其原因乃心肾阳虚不能固液敛津,致使汗液不断外渗,方中桂枝同白芍、熟附片合用则可温阳固表敛汗。其二,用桂枝可温振心阳,汗为阴液,人体涕、泪、汗、涎、唾五液中汗为心液,多汗不仅导致阴津匮乏,心液外泄,由于津能载气,汗出过多,气随津脱。因此,多汗还可直接伤及心之气阳。

首诊选用二仙汤,因为仙茅、淫羊藿具有良好的温补肾阳功效。虽然二仙汤具有调理冲任的作用,用其治疗更年期综合征疗效颇佳,但不能把二仙汤作用局限化。肾司二便,主骨生髓。患者膝痛拘急、夜尿频频,已是耄耋之年,肾虚可见一斑。方中二仙、补骨脂、菟丝子温补肾阳,杜仲、牛膝补肾壮骨,当归、熟地黄养血滋阴,以充汗源。二诊寓参附龙牡汤、真武汤、玉屏风散及青娥丸之意,旨在温补心肾,益气养血,阴阳并补。

桂枝加葛根汤

颈痹(颈椎病)

石印玉

案6 黄某,女,57岁。

初诊(2013年10月7日)

患者颈项掣挛板滞,右上肢麻木2个月。时有眩晕,潮热多汗,舌苔薄白,脉偏细。检查:颈活动稍差,棘旁广泛压痛。

诊断:颈痹(颈椎病)。治法:祛风通络,行气活血。方药:以桂枝加葛根汤合玉真散加减。处方:

葛根15克,桂枝15克,白芍10克,干姜3克,生甘草6克,防风10克,胆南星10克,羌活10克,白芷10克,川芎10克,生白术30克,鸡血藤15克,䗪虫6克,全蝎3克。

二诊(2013年10月21日)

稍有眩晕,麻木减轻;颈活动稍差,软组织压痛,肌力好;舌苔薄,脉细。病人体态稍丰满,肥人多痰湿,故增牛蒡子汤。

上方加牛蒡子10克、炙僵蚕10克、蒺藜10克、半夏10克、秦艽10克、三七粉2克(冲)。

三诊(2013年11月4日)

颈臂掣挛板滞、指麻明显减轻,已无明显不适。

【按】本案患者处于更年期,潮热多汗。患者有汗,故用桂枝加葛根汤加减治疗。"项背强几几",此症类似于颈椎病的项背板滞,是颈椎病常见的临床症状。

葛根用于治疗颈椎病的最早文献记载,见于《神农本草经》,其言葛根可治"诸痹"。叶天士也曾言"葛根辛甘和散,气血活,诸痹自愈矣"。因此葛根可通过活血通络止痛,缓解颈椎病的局部症状。对于葛根的活血作用,古代记载较少,而现代研究较多。葛根因其解肌祛邪、生津舒筋、引药上行、活血通络等独特功效,已成为治疗颈椎病的有效药物之一。

此患者颈部不适,头晕手麻,颈活动稍差,压痛明显,诊为颈痹(颈椎病),方用桂枝加葛根汤合玉真散加减有效。

二诊考虑患者体态丰满,肥人多痰湿,故在原方基础上合用牛蒡子汤祛湿化痰以增强疗效。

麻 黄 汤

太 阳 伤 寒

张汝伟

案 1 江某,33 岁,安徽。

舟卧袭风,头痛项强,恶寒发热,无汗,脉弦紧,苔白。此正太阳伤寒证,宜麻黄法。

净麻黄,桂枝尖,大杏仁,炒广陈皮,炒防风,薄荷梗,仙半夏,生姜。

【伟按】江南地卑而湿,正伤寒少。此藜藿体,所以一服即解,汗出热退,而能食矣。

桂枝麻黄各半汤

表郁轻证(上呼吸道感染)

张云鹏

案2 巫某,男,34岁。

初诊

翕翕发热已6日,体温在38摄氏度左右,汗出热不解,口不渴,头痛、恶寒、微咳,胸闷,骨节疼痛,脉浮紧带数,舌苔薄白。血常规检查:白细胞计数11.2×10^9/升,嗜酸性粒细胞百分率2%,嗜中性粒细胞百分率67%,淋巴细胞百分率29%。胸部X线透视:肺门阴影增深,无活动性病灶发现。

西医诊断:上呼吸道感染。中医辨证:风寒外袭,稽留肌表。治以疏解其肌,微开其表。处方:

麻黄3克,桂枝5克,白芍6克,杏仁10克,生姜3克,大枣5枚,炙甘草3克,陈皮6克,茯苓12克。

二诊(次日)

药后微汗,头痛减轻,体温37.4摄氏度。

继用桂枝汤加味,服2剂后,热退,其他症状亦消失。

【按】表寒类,因寒邪外束于表,卫阳被遏,且寒邪阻滞,恶寒骨节疼痛为必具症状,病未入营,则舌质不受影响,脉浮为邪在表的特征,体温不超过39摄氏度,白细胞计数不超过12×10^9/升,显示正气开始抵抗,而寒邪阻滞于外的微象。

小青龙汤

寒饮气喘

尹仲选

案3　袁某,男,67岁。

初诊

饮喘夙恙,已将十载,遇冬必发。诊得咳呛气急,声如曳锯,形寒肢冷,腰酸背痛,昼夜不能平卧,不思饮食。脉细滑,舌白腻。此肺肾素亏,又感外邪,引动浊痰,致肺降肾纳脾运均失其常。姑拟小青龙汤加减。处方:

蜜炙麻黄3克,北细辛3克,淡干姜3克,清炙甘草3克,川桂枝6克,制半夏9克,沉香曲9克(包),朱茯神12克,炒广陈皮3克,远志肉3克,香谷芽15克。

二诊

前方服后,日夜能睡二三小时,啜粥一碗,余症如昨,苔脉无变。大便已一周未更,脘腹膜胀。亟宜豁痰通腑,以利三焦气机。处方:

杜苏子9克,制半夏9克,肉苁蓉9克,沉香曲9克,大腹皮9克,甜杏仁9克,火麻仁9克,瓜蒌实12克,朱茯神12克,薄橘红3克,川桂枝3克。

三诊

大便已通,腹胀亦瘥,卧能平而食较多,唯咳呛气急依然。至于背痛腰酸,因少瘥之故。苔白不板,脉仍濡滑。高年气虚阳微,降纳失常。建议进温化法。处方:

熟附块9克,朱茯苓9克,制半夏9克,金毛狗脊9克,川续断9克(盐水炒),桑寄生9克,上肉桂0.9克(研末,饭丸吞服),北细辛3克,炙甘草3克,浙贝母 12 克,谷芽 15 克。

四诊

进温化法,气急较平,呛咳亦减,胃纳知香。苔腻薄,口不渴。正气大亏。前方略佐补益。处方:

熟附块 6 克,制半夏 6 克,台参须 3 克,野于术 3 克,炙甘草 3 克,茯苓、茯各神 9 克,甜杏仁 9 克,川贝母 9 克,金毛狗脊 9 克(盐水炒),春砂仁 2.4 克,炒薏苡仁 12 克。

五诊

进前方后,诸恙向愈。夜间临睡略咳,因之气促胸痛,还是痰浊为患。拟加旋覆代赭法。处方:

旋覆花 9 克(包),甜杏仁 9 克,代赭石 12 克(煅),白茯苓 12 克,炒薏苡仁 12 克,淡干姜 1.5 克,春砂仁 2.1 克,台参须 3 克,炙甘草 3 克,制半夏 6 克。

六诊

就原方去干姜、砂仁二味,加瓜蒌仁、远志炭各二钱,间日而服。前后共服 15 剂,痊愈。

【原按】高年痰饮气喘,多属肾、脾、肺三脏同病。本例治法共分四个阶段:第一是温开纳气,治肺;第二是润下通达,治胃;第三是温通带补,治肾;第四是降逆通化,治肺脾肾。此正治也。开不伤气,补不滞气,正治而兼活法,所以易收动静平衡之效。

【按】患者"饮喘夙恙,已将十载,遇冬必发"。此案先以小青龙汤祛除在肺之宿痰,兼以健脾化痰。之后温阳豁痰,行气健脾,通利三焦,继以旋覆代赭汤之方义,收降气平喘之功效。

寒饮咳喘

葛养民

案 4 张某,男,52 岁。

初诊

喘咳头眩,呕吐稀痰,胸腹板冷,当脐作痛,夜不安卧,时有发热,迄今半载。脉细,苔白腻。此由脾肺两经积有寒饮,清阳之气不能通达,阴寒久郁,为

外邪所引动,是以兼有寒热。宜用小青龙汤加味,温化寒邪而扫阴翳,则喘咳可平。处方:

麻黄1.8克,桂枝1.8克,白芍1.5克,干姜3克,制半夏9克,细辛12克,甘草2.4克,五味子1.5克,熟附片3克,甜冬术1.5克,陈皮、橘皮各1.5克。3剂。

服药后,热退喘平,呕痛亦止,能寐能食。但余邪未净,以附子理中汤与二陈汤加减,治疗旬余而病愈。唯病久元虚,倦怠少神,再进补中益气,渐得康复如常。

【按】小青龙为治寒证痰喘之主方。咳吐稀痰,胸腹板冷,脉细苔白,均系寒邪见证,小青龙用之恰当。一方服3剂而病退,后则随证更方,处理适当。

麻杏石甘汤

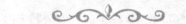

发热咳喘

张云鹏

案5 朱某,男,39岁。

初诊

发热,咳嗽,头痛已10余日,蒸蒸发热达39.4摄氏度,不恶寒,头痛如劈,胸痛,咳嗽咯痰不畅,痰性黏稠,呼吸急促,纳谷不佳,口渴唇干欲饮水,小溲黄赤,脉浮数有力,舌苔薄白,舌质微红。血常规检查:白细胞计数$13.9×10^9$/升,嗜酸性粒细胞2%,中性粒细胞72%,淋巴细胞26%。胸透:右下肺炎。西医诊断:右下肺炎。中医辨证:热灼肺胃,肺气上逆。治以开肺气,清胃热。处方:

净麻黄5克,生石膏30克,杏仁12克,生甘草5克。

二诊

服上药1剂,体温即恢复正常,头痛减轻,口渴亦除。后用宣肺化痰健脾之剂,4日后血常规检查:血象接近正常,有轻度咳嗽。

【按】此类由于正邪剧争,阳明气分炽盛,故恶寒基本已无,即使恶寒与表证之恶寒不同,本类恶寒因于汗多腠理开泄之故,由于邪热炽盛而伤津,舌质开始微红、边红的变化,体温达40摄氏度以上者为多,38～39摄氏度者为少,是无形邪热亢盛的表现。高热、口渴、汗多,为此类的特点,属外感热病化热期。

风　　温

丁学屏

　　患者是一名 30 岁的男性铁路工人,身体健壮,嗜酒,平时几乎从不发热感冒。这次发病比较突然,之前也没有受凉、淋雨。我记得他第一次来看病时,恰逢清明节前后,他夫人陪他一起来的。他进门后,坐在一边,身体轻微颤栗,脸部潮红。他自述发病已经 5 日了,一开始就是寒颤,伴鼻塞流涕。单位保健站医务人员测体温 39 摄氏度,打了一针安乃近,体温稍退,3 个多小时后又升高了。发热第二日开始,每日吊"头孢",已经 3 日了,体温最高虽未达 39 摄氏度,但也在 38 摄氏度以上,还有关节酸痛。昨日还开始咳嗽,吐黄脓痰,痰量多,无铁锈色痰,右侧胸痛。血液检验:白细胞计数 16.4×10^9/升,中性粒细胞 93%,淋巴细胞 6%,单核细胞 1%;胸片提示右肺中叶肺炎。由于已经连续用了几日西药,病情没有好转,因此,患者要求纯中药治疗。

　　当时,丁济万问我:"你看他属于中医哪种病证? 该如何组方?"根据患者的情况,是应该根据中医内科学中"咳嗽(痰热壅肺)"辨治还是根据"肺热病"辨治呢? 我不禁有些犹豫。丁济万提示我,患者主要不适是发热、关节酸痛、咳嗽、胸痛等症状,是在发热过程中逐步产生的,应该从"热病"论治。

　　脉案如下。

案 6　患者,男,30 岁,铁路工人。

初诊

病起 5 日,恶寒,身热无汗,头痛,骨节酸楚。咳不畅快,痰咳稠黄,胸膺疼痛。舌淡红,苔薄白,脉形濡滑。此风温上犯肺胃,热邪炼液成痰,瘀滞肺络,肺气不宣。拟辛凉开肺,疏瘀化痰。麻杏甘石汤加味治之。处方:

净麻黄 6 克,光杏仁 9 克,生石膏 30 克(先煎),生甘草 3 克,金银花 24 克,连翘壳 24 克,大青叶 30 克,板蓝根 15 克,西赤芍 9 克,牡丹皮 9 克,嫩前胡 4.5 克。3 剂。

二诊

　　3 日后,患者独自前来复诊,自述从昨日起体温基本正常,最高也仅有37.8 摄氏度。不再怕冷了,关节酸痛症状明显好转。但是,痰还是比较多,有时候还有点血丝。咳嗽的时候胸口还是隐隐作痛。要求继续中药治疗。

丁济万再次问我该如何辨治？我觉得患者热势已退,应当固护胃液,宣通肺络为主,欲以麦门冬汤为主拟方诊治。丁济万提示患者壮热已退,但痰量较多,夹杂血丝,属于热邪未尽,留阻肺络,可以参照栀子豉汤证论治。

三诊

前投麻杏甘石汤加味之剂,汗出热退,头痛恶寒亦罢。唯咳嗽,痰略黄稠,甚则痰红,胸膺尚痛。舌红,苔薄,脉形濡数。此风邪已从汗解,痰热挟瘀留阻肺胃,尚未清彻。拟轻清气分,疏瘀化痰。栀子豉汤加味为治。处方:

清水豆卷24克,焦栀子9克,金银花24克,连翘壳24克,大青叶30克,板蓝根15克,炒牛蒡子9克,水炒白前4.5克,西赤芍9克,牡丹皮9克,生甘草3克,白茅根15克。

3剂。

四诊

又过了3日,患者再次复诊。精神明显好转,体温正常,咳嗽也明显减少,白痰,不浓稠,胸痛也好了,已恢复上班。要求再用中药巩固一下。舌尖边红,苔白腻,脉濡缓。丁济万认为痰热挟瘀渐有清彻之机,予轻清余蕴而化痰热,在前方基础上略略调整,去清水豆卷、焦栀子,加生薏苡仁、瓜蒌衣、冬瓜子化痰之药。

在这个病案中,丁济万始终抓住"发热"——患者发病过程中的主线,根据病程的不同阶段,以经方为主,随证诊治,取得了很好的疗效。我觉得这个病案很好地回答了本文开头提到的"现代人病情复杂,无法用经方诊治"的问题。的确,由于社会的发展,疾病谱的演变,现代疾病与古代疾病有很大的不同。但这并不意味着古方不能应用于今人。现代人病证多样,其中必然存在关键病证,或者患者主要想解决的病证,找到这些病证,解决这些病证,患者的主要问题也就解决了。主要病证的缓解,往往伴随间夹杂症状的减轻或不治而愈。即使没有缓解,再行对症治疗,也能常常获得事半功倍的效果。

喘证(慢性支气管炎)

彭培初

案7 林某,男,71岁,2008年12月5日初诊。

主诉:反复咳、痰、喘3年,加重1周。

现病史:天气寒冷,不慎受凉,诱发咳嗽、咳痰、喘息 1 周而就诊。患者素有支气管扩张、慢性支气管炎、哮喘等 3 年余,发时夜间时有哮鸣、咳嗽、痰中带血、喉间痰鸣声,每次发作均需抗生素、平喘、化痰等治疗,胸部 CT 示两肺纹理增粗,有支气管增粗影,局部过度通气。本次发作后自用头孢类抗生素 5 日,效果不佳,求治于中医。

体格检查:体温 37 摄氏度,脉搏 72 次/分钟,呼吸 17 次/分钟,血压 110/70 毫米汞柱。神清,精利可,形体略瘦,面色略紫。全身皮肤黏膜无黄染及出血点,全身浅表淋巴结未及明显肿大。桶状胸,肋间隙较饱满,两肺散在湿啰音,心率 72 次/分钟,律齐,未闻及明显病理性杂音。腹平软,未及明显压痛、反跳痛,肝脾肋下未及,四肢无水肿。肌力 3 级,肌张力正常,双巴宾斯基征(一)。舌淡红,苔薄腻,脉紧略数。

西医诊断:支气管扩张(慢性支气管炎)。中医诊断:喘证,咳嗽。证属:饮热内伏,风寒外束。治则:宣肺散饮,清热祛风通络。方药:麻杏石甘汤合小青龙汤加减。处方:

麻黄 9 克,杏仁 10 克,石膏 15 克,厚朴 9 克,桂枝 9 克,半夏 12 克,五味子 9 克,细辛 6 克,淡附片 15 克,枳壳 9 克,黄连 9 克,龙胆草 9 克,栀子 15 克,广郁金 12 克,紫草 15 克,苦参 15 克,赤芍 12 克,白芍 12 克,知母 15 克,垂盆草 15 克,青风藤 15 克,金荞麦 15 克,鱼腥草 15 克,鹿衔草 15 克。

7 剂。

服法:每日 2 剂,水温服,每次 200 毫升。

【按】支气管扩张是指近端中等大小支气管由于管壁的肌肉和弹性成分的破坏,导致其管腔形成异常的不可逆性扩张、变形。本病多数为获得性,多见于儿童和青年。大多继发于急、慢性呼吸道感染和支气管阻塞后,患者多有童年麻疹、百日咳或支气管肺炎等病史。临床表现主要为慢性咳嗽、咳大量脓痰和(或)反复咯血,反复肺部感染等。属中医"咳嗽""咯血""肺痈"等范畴。近年来随着急、慢性呼吸道感染的恰当治疗,其发病率有减少趋势。中医认为支气管扩张患者多属痰热壅阻,灼伤肺络所致,其病位尤与肺、肝有密切关系。基本病机为本虚标实,肺阴虚为本。痰、瘀、热为标。《血证论·脏腑病机论》云:"肺中常有津液滋养其金,故金清火伏……金不制木,则肝火旺,火盛刑金,则蒸热,喘咳,吐血,痨瘵并作。"《医碥·咳嗽血》

说："火刑金而肺叶干皱则痒，痒则咳，此不必多痰，故名干咳，咳多则肺络伤，而血出矣。"中医药疗法作为一种安全、有效的疗法在临床上得到了广泛的应用。研究表明，中医药治疗支气管扩张具有一定的优势，尤其是对经西医治疗无效的患者，仍有较好的疗效。本患者素有老年慢性支气管炎、支气管扩张、肺气肿等旧疾，今不慎受寒，致慢性支气管炎急性发作，内有痰饮化热，外有风寒阻滞气道，肺失宣肃，治以宣肺散饮，清热祛风通络。外邪的侵入与机体正气的虚损相关，肺虚贯穿病程始终。由于本病常与幼年麻疹、百日咳或体虚之时感受外邪有关，因正气虚损，致痰湿留伏于肺，若再次感受外邪，或肝火犯肺，引动内伏之痰湿，致肺气上逆而出现咳嗽、咯吐脓痰；热伤血络，则见痰中带血或大咯血；久病入络或离经之血不散而形成瘀血，又可成为新的致病因素。彭培初认为本病从邪热犯肺到形成肺络损伤，是一个慢性渐进过程。本病初起时病位在肺，继之可渐及肝、脾，久之可累及心、肾，导致病情反复发作，迁延难愈，使正气日渐耗损，因此晚期易见喘促、虚劳等变证。

　　治疗支气管扩张症，主要从4个方面着手：①从痰热入手：痰热为标，急则治其标，彭培初多用桑白皮汤之属清热化痰，若痰热重者加猴枣散。②重视泻肝火：即治疗内因，内源之热。相火源于阴虚，阴虚之人，肝木失养，相火易妄动。彭培初多用龙胆泻肝汤加减，清肝利肺，治疗肝火肺热之证。③兼宣肺气：常用麻杏石甘汤或麻黄附子细辛汤，并可加青风藤、垂盆草、紫草等以清络中之热，诸药合用可达养阴清热和络之功。④注重顾护肺阴：久咳耗伤肺阴，在后期应注重养阴，彭培初多用沙参麦门冬汤加减，生活起居的调摄对支气管扩张也很重要，要寒温适度，起居有节，积极预防、治疗感冒。一旦有外感，或伴有感染或咯血，则当及早治疗，以减轻病情。对于反复咯血的患者，饮食宜清淡，忌油腻厚味，禁烟酒及辛辣食物，以免燥热伤肺，加重出血。咯血患者要注意休息，避免情绪激动。咯血量大者要预防窒息。建议多吃水果蔬菜，如橘子、梨、枇杷、萝卜等，这些均有润肺生津化痰的作用。每日可用薏苡仁煨粥食之，并取鲜芦根煎汤代茶。禁食一切其他刺激及海腥发物，如辣椒、葱、韭菜、黄鱼、鸭蛋、虾、螃蟹等。

哮病(支气管哮喘)

彭培初

案8 周某,女,41岁。

主诉:喉中哮鸣、气急间发30余年,加重伴咳嗽5个月。

现病史:有哮喘史30余年。近5个月来一直有气急,伴咳嗽,痰咯吐不畅,色白泡沫状,一日夜有50毫升左右,汗出,夜间喘甚。曾反复服用抗生素和平喘的西药,无明显好转。

体格检查:体温37.3摄氏度,脉搏105次/分钟,呼吸30次/分钟,血压120/80毫米汞柱。神清,精神可,发育良好,形体适中,自动体位,步入病房,言语清晰,对答切题。瞳孔双侧等大、等圆,对光反射正常,眼球活动自如,无突眼,口唇无发绀,口角无歪斜,伸舌居中。胸廓对称,两肺满布哮鸣音,肺底部可闻及少量湿啰音,心率105次/分钟,律齐。全腹平软,无压痛、反跳痛,肝脾肋下未及,肝脾肾区无叩痛,移动性浊音(—),肠鸣音无亢进。四肢肌力、肌张力正常。双下肢无水肿。生理反射存在,病理征(—)。舌红,苔黄腻,脉细。实验室检查:血细胞分析白细胞计数$9.8×10^9$/升,中性粒细胞71%,嗜酸性粒细胞10%。

西医诊断:支气管哮喘。中医诊断:哮病。证属:外感风热,内引伏痰,痰气交阻。治则:疏风清热,化痰平喘。方药:麻杏石甘汤合银翘散加减。处方:

麻黄9克,生石膏15克,杏仁9克,金银花12克,荆芥、防风各9克,淡豆豉15克,薄荷4.5克,牛蒡子12克,辛夷9克,白芷9克,川椒目5克,板蓝根15克,玄参9克,厚朴9克,化橘红9克,皂荚子4克,鹿衔草15克,鱼腥草15克,金荞麦15克,天浆壳9克,南天竹子9克,附片10克,黄精15克,五倍子4克。

7剂。

服法:每口2剂,水温服,每次200毫升。

【按】该患者哮病久犯,旬月复发,此属外感风热,内引伏痰,痰随气升,气因痰阻,相互搏结,壅塞气道,总属本虚标实。学生在辨证过程中,注意到本病本虚标实的总体病机,处方兼顾肺虚以及痰阻两方面,思路清晰。其中有几个问题:①该患者咳白色泡沫样痰,舌苔黄腻,到底是痰热还是痰湿?一般认为痰白为寒,痰黄为热,苔白腻为痰湿,苔黄腻为痰热,此患者似乎有些矛盾,还是以痰热为主,痰白但黏而咯吐不畅,此为热邪煎熬所致,所以在处方以重用清肺化痰为目的,而不是温化寒痰。②苏子降气汤主治"上盛下虚",而此患者辨证为肺虚痰阻,用此方是否有不符病机之虞?③关于治本还是治标的权衡,对于哮病急性发作,还是祛邪为主,痰热既清,再从肺、脾、肾三脏着手扶助正气。中医对哮喘的认识有悠久的历史,其渊源可追溯到《内经》:"阴争于内,阳扰于外,魄汗未藏,四逆而起,起则熏肺,使人喘鸣。"汉代张仲景创制的射干麻黄汤、小青龙汤、葶苈大枣泻肺汤等方剂至今仍为常用。朱丹溪首次把哮喘作为独立病名,并认为哮喘的病机是"专主于痰",提出"未发以扶正气为主,已发以攻邪气为急"的治法。李中梓将哮喘的病因病机归纳为"哮即痰喘之久而常发者,因内有壅塞之气,外有非时之感,膈有胶固之痰,三者相合,闭拒气道,搏击有声,发为哮病"。目前,一般认为本病病位在肺,涉及脾、肾二脏,"在肺为实、在肾为虚、在脾为痰"。病理性质为本虚标实、虚实夹杂。发作期以邪实为主,因痰邪壅肺,痰阻气闭,以治肺为主,根据邪气寒热的不同性质,分而治之,属寒者用小青龙汤或射干麻黄汤、寒喘丸,属热者用定喘汤。哮喘缓解期以正虚为主,以治脾、肾为主,脾虚者用六君子汤,肾虚者用金匮肾气丸。此患者现为发作之时,邪热侵袭咽喉,肺主气上通咽喉、开窍于鼻,鼻咽受邪,首先犯肺,痰热阻于肺部气道激惹气管而发哮喘。治拟宣肺化痰,清热平喘。麻黄、生石膏、杏仁是为方中主药以清肺化痰平喘,配以荆芥、防风、淡豆豉以疏风,金银花、薄荷、牛蒡子、玄参、板蓝根以利咽喉,辛夷、白芷、蜂房、川椒目以通鼻窍,化橘红、厚朴、皂荚子、鹿衔草、鱼腥草、金荞麦、天浆壳、南天竹子以加强清肺化痰的作用,再佐以附片、黄精、五倍子以补肾纳气而治本,并制约上述药物发散太过。

苓桂术甘汤

脾虚积饮

张汝伟

案1 陆某,36岁,黟县人。

初诊

前年曾患久疟久痢,阴阳两伤,近忽自汗不止,兼有形寒,胸中有气上冲,痰吐若冰,腹中倥然作响,大便溏结无定,此脾阳亏而积饮之所致也,用仲景苓桂术甘合异功加味治之。处方:

川桂枝,炒白芍,于白术土炒,绵黄芪蜜炙,带皮茯苓,姜半夏,怀山药,炒防风,甜广陈皮,炒泽泻。

二诊

投剂后,形寒冲气已除,腹响亦止,痰吐仍冷,自汗仍有,苔厚白腻。宜再温肾阳。处方:

绿水桂片(泡冲),土炒黄芪,鹿角霜,土炒于术,补骨脂,茯神,炙黄山药,姜半夏,车前子,新会皮。

【伟按】此症立方,不过平正而已,但因累月痼疾,迅速扫除,爰特志之,聊备一格,其他类似之方,一概不录,免使读者生厌耳。

痰 饮

郭柏良

案2 朱某,男,58岁。

初诊(1960年12月31日)

咳逆频频,寐不成寐,痰多气急。脉象弦细。痰饮困于中宫,清阳之机被遏,阴阳不交。治拟养心阴,化痰浊。处方:

川桂枝1.5克,云茯苓9克,制半夏9克,莱菔子9克,白芥子9克,焦白术9克,炙甘草1.8克,炒秫米15克(包),炙紫苏子9克,陈皮3克,光杏仁9克,熟枣仁9克,煅磁石18克。

水煎服。

二诊(1960年1月2日)

投温化痰饮,交济阴阳,咳逆痰多已减,夜寐略安。但阳气未充,痰浊不清,阴阳之气未和。宜从原意调治。处方:

川桂枝1.5克,焦白术9克,云茯苓9克,炙甘草2.1克,制半夏9克,炒秫米15克(包),莱菔子9克,白芥子9克,炙紫苏子9克,薄橘红3克,银杏肉10只,合欢皮15克,萱草12克。

水煎服。

三诊(1960年1月5日)

连投温化痰饮,咳逆气促渐平,痰浊渐减,夜寐得宁。唯阳气未充,余饮尚留未化。再从前意增损。处方:

川桂枝1.5克,焦白术9克,炙甘草2.1克,云茯苓12克,制半夏9克,陈皮3克(炒),炙紫苏子9克,炒白芥子9克,炒莱菔子9克,胡桃肉9克(打),银杏肉10只,炙紫菀1.5克,淡干姜1.2克。

水煎服。

【按】本例病因为脾阳不健,痰饮内停。《金匮要略》云:"病痰饮者,当以温药和之。"方用苓桂术甘合三子、二陈与半夏秫米等,同时并进,恰合前人法度。

小儿咳喘

王霞芳

案3 患儿,男,8个月。

初诊(2010年7月12日)

患儿出生2个月时曾因支气管肺炎住院治疗。近5个月咳嗽不断,喉中痰鸣,时有气喘,纳食呆滞,大便每日5~6次、糊状、深黄色,小便短少,舌淡

红,苔薄白腻,指纹稍紫见于风关。证属中阳不足,痰湿内停。治宜温阳化饮,止咳平喘,健脾利湿。方用苓桂术甘汤加减。处方:

茯苓 10 克,桂枝 3 克,白术 10 克,党参 10 克,姜半夏 10 克,陈皮 6 克,桔梗 3 克,紫菀 6 克,炙百部 10 克,浙贝母 10 克,甘草 3 克。

14 剂。每日 1 剂,水煎服。

二诊(2010 年 7 月 28 日)

咳和喘平,胃纳稍增,昨日大便散泄 1 次,色黄质糊,夜间惊哭,盗汗淋漓,舌红,苔薄白。证属病后阴阳失调,中阳虚寒。以桂枝龙牡汤镇惊安神、通阳止汗。处方:

桂枝 3 克,龙骨 30 克,牡蛎 30 克,姜黄连 3 克,茯神 10 克,党参 10 克,柏子仁 10 克,红枣 5 枚,生姜 3 片,甘草 3 克。

继服 7 剂。

三诊(2010 年 8 月 4 日)

因受凉后咳嗽 3 日,夜间阵咳,喉中痰鸣,偶有气喘,大便稀薄,每日 1～2 次,胃纳尚可,夜寐转安,盗汗减少。患儿体虚咳喘病情反复,病证同上,再以苓桂术甘汤温中化饮。处方:

茯苓 10 克,桂枝 3 克,白术 10 克,炙甘草 3 克,姜半夏 10 克,橘皮、橘络各 6 克,党参 10 克,射干 6 克,白前 10 克,炙百部 10 克。

继服 14 剂,诸症痊愈。随访半年未见反复。

【按】本案患儿痰饮犯肺之咳喘是因久病脾虚生痰,痰饮内阻,上逆咳喘。证以痰湿为标,脾虚为本。脾胃虚弱,清阳不升,运化失司,故大便稀溏;脾虚生化无源,土不生金,肺脾气虚,正气不足,故病情易反复发作。王霞芳用苓桂术甘汤健脾利湿、温化痰饮;四君子汤加橘皮、姜半夏即六君子汤健脾益气、燥湿化痰;紫菀、百部润肺下气、消痰止咳;浙贝母、桔梗祛痰止咳。另以桂枝龙牡汤镇惊安神、通阳止汗。诸药合用,温阳健脾以助化饮,淡渗利湿以平喘逆,阳气得振,痰饮得化,诸症自除。

栀子豉汤

伤　食

张汝伟

案1　周某,年24岁,镇海人。

初诊

饱食感风,发热作呕,欲吐不出,烦躁逾垣,无汗,脉滑数,苔黄腻。宗伤寒阳明表实,用栀子豉法。处方:

淡豆豉,栀子,焦枳实,焦神曲,大腹皮,大连翘,莱菔子,黄郁金,姜竹茹,老紫苏梗,葱白。

二诊

去葱、豉,加炒瓜蒌仁、光杏仁。

【伟按】第一方服后,表邪退而呕恶止,大腹痛,欲便不得。改方服后,便解即愈。此种平淡之方,本无记录价值,但对于伤寒方面,我诊实少,爰摘录一二,以留鸿爪云。

高　热

张汝伟

案2　施某,20余岁,北沙人。

初诊

先患形寒,继见高热,头痛强痛,胸痞腰酸,面垢油红,如庙宇中红面偶像。

舌白根腻,高热40摄氏度。脉形滑数,此太阳阳明并病也。防有热陷神昏之变,用彻表化滞,内外两解法。用栀子豉汤加味。

淡豆豉、葱白同打,姜栀子,细菖蒲,薄荷叶,牛蒡子(炒),焦枳实,广郁金,姜竹茹,炒防风,连翘壳,广陈皮(炒)。

二诊

表热略退,热度减为39摄氏度,面垢未净,咳窒胁痛,渴多不饮。舌白腻,脉滑数。尚有变端,宜再疏解。

清水豆卷,炒防风,连翘壳,炒广陈皮,姜竹茹,炒炙豉,大杏仁,姜栀子,仙半夏,广郁金,炒紫苏子,粉前胡,赤茯苓,天花粉。

三诊

表热全退,能进稀糜。咳则胁痛,大便已更,小溲短赤。苔转黄腻,病在肝肺不和耳,宜通络和营。

旋覆花,橘白络,青蛤散,枇杷叶,仙半夏,光杏仁,益元散,赤茯苓,浙贝母,川贝母,炙紫菀,丝瓜络。

【汝案】此症甫起,即由店东贾少严君促予诊视,诊察之后,满拟此症大有变化,幸年轻力壮,三服而痊愈,前后不过五日耳。

半夏泻心汤

抽动秽语综合征一

王霞芳

案1 任某,女,12岁。

初诊(1999年8月25日)

素有肢体抽搐症4年,加重1年,喉有怪叫声,看电视头伸项强肩搐,上课不能自控,多言或突然起立走出教室,作业拖拉,烦躁好动,学习成绩急剧下降,纳佳体胖,舌红赤苔薄干,两脉弦滑带数。脑电图多次检查有痫波,脑CT(—),核磁共振(—)。

诊断:抽动秽语综合征、癫痫。证属心肝火旺,痰浊挟风上扰。急先泻火化痰,清心平肝镇惊。方选半夏泻心汤加减。处方:

川黄连3克,黄芩3克,竹沥10克,半夏10克,竹叶10克,钩藤10克,龙骨30克,蒺藜9克,珍珠母30克,天竺黄10克,白芍15克,琥珀粉3克(吞)。

7剂。

二诊(1999年9月15日)

服上方,继加生地黄、天花粉共21剂,抽搐症状较前缓解,舌红苔薄黄而干,烦热渴饮,两便尚调。心火未平,阴虚内热。再拟上法进退,增入百合地黄汤及甘麦大枣汤。处方:

百合12克,生地黄12克,牡丹皮10克,白芍15克,甘草6克,川黄连3克,黄芩9克,天花粉10克,竹叶10克,龙骨30克,浮小麦30克,大枣5枚。

14剂。

三诊(1999年10月7日)

抽搐、怪声未作,上课不再起立,能坐定并完成作业,成绩全面进步,前法加量。处方:

百合 12 克,生地黄 15 克,浮小麦 30 克,甘草 6 克,龟甲 9 克,益智仁 9 克,鹿角霜 10 克,白芍 15 克,竹叶 10 克,龙骨 30 克,牡丹皮 10 克,川黄连 3 克。14 剂。

四诊(1999 年 12 月 6 日)

调服以来,抽动症情全面向愈,自强懂事,作业能自觉完成,学习成绩稳步上进达良好。

再拟上方加柏子仁 10 克、杜仲 9 克,减去川黄连、牡丹皮以巩固之。

【按】患儿因抽动症年久病重,成绩急剧下降来求治。观其伸项搐肩、四肢躁动、喉闻痰声怪叫、体胖、舌红苔干、两脉弦滑略数。辨为心肝火旺、痰浊壅盛、化风上扰清窍。急以《伤寒论》半夏泻心汤,泻心火,蠲痰浊,因无寒象则去干姜、人参,配竹叶、龙骨、钩藤、珍珠母、琥珀,加重清心镇惊宁神之力;芍药、生地黄、天花粉滋阴柔肝濡筋,增强息风定搐之功。药后抽搐转和,然心火未平,脏躁烦渴,改投《金匮要略》之百合地黄汤、甘麦大枣汤复方,滋水涵木,仍加连、芩,清上滋下而敛心神。调治 2 个月,阴精渐复、心火自平、神情安宁,然肾元尚弱,脑髓仍亏,再增龟甲、鹿角霜、益智仁滋肾补督,填精健脑,徐图康复。考《金匮要略》百合地黄汤治百合病"意欲食复不能食,常默然,欲卧不能卧,欲行不能行"的心肺阴虚内热,百脉俱受其累,症状百出的精神情志疾病;甘麦大枣汤功能缓急安中、养心安神,主治脏躁证。脏躁证以妇女患者为多,现代却不拘于女子,男子甚至儿童都常有患此者,与现代社会发展特征有关,多由情志抑郁、化火扰神或心脾受损、脏阴不足,出现精神失常、喜怒失控,或周身不适、频频欠伸,甚或癫痫样痉挛发作,定名为抽动秽语综合征、多动症,是为现代儿童期多发病。以经方治现代病,若辨证精确,自能获佳效,不失为一种可行之思路。

抽动秽语综合征二

王霞芳

案 2 姜某,男,17 岁。

初诊(2000 年 1 月 12 日)

患儿摇头耸肩秽语已 10 年。素体痰多，多饮则呕吐痰涎，喉有异声，上课坐不安定，上肢抽搐，五心烦热，易激怒，盗汗，纳佳，服硫必利后头痛嗜睡，肢倦无力，胸闷痰多白黏，舌红多刺、苔薄腻，脉细滑，形体壮实。证属痰火壅盛，肝风上扰，心神不宁。方选半夏泻心汤加平肝息风药。处方：

姜川连 5 克，黄芩 9 克，沥半夏 10 克，胆南星 5 克，天竺黄 10 克，钩藤 10 克(后下)，炒枳壳 6 克，姜竹茹 9 克，竹叶 10 克，龙齿 30 克(先煎)，甘草 5 克，朱茯苓 15 克，琥珀粉 5 克(吞)，柏子仁 10 克。

7 剂。常法煎服。

二诊(2000 年 1 月 19 日)

症情好转，夜眠已安，手心烦热，舌红苔化薄润，上方颇合，仍宗前义。

上方去柏子仁加牡蛎 30 克(先煎)。7 剂。

三诊(2000 年 2 月 18 日)

症情好转大半，偶有咽哽发声，心情舒缓，神清不常发怒。舌红苔薄润，手心烦热，大便尚调。再拟滋阴泻火宁神。处方：

川黄连 3 克，黄芩 9 克，沥半夏 10 克，胆南星 6 克，钩藤 9 克(后下)，竹叶 10 克，龙齿 30 克(先煎)，柏子仁 10 克，牡蛎 30 克(先煎)，琥珀粉 5 克(吞)，炒枳实 6 克，竹茹 9 克，生地 10 克。

7 剂。

四诊(2000 年 4 月 12 日)

近有咽哽微发声，咽红充血，痰黏，不咳，心烦胸闷易怒。舌红、苔薄润，纳佳，便调，五心烦热。

继予上方去牡蛎，加瓜蒌皮 10 克、百合 15 克。7 剂。

五诊(2000 年 9 月 4 日)

摇头耸肩转平，喉尚偶有怪声，手心烦热，易怒，心神不定，仍宗前义。处方：

白蒺藜 10 克，石决明 30 克(先煎)，川黄连 3 克，沥半夏 10 克，瓜蒌皮 10 克，黄芩 9 克，胆南星 6 克，琥珀粉 3 克(吞)，竹叶 10 克，龙齿 30 克(先煎)，生地黄 12 克，百合 12 克。

7 剂。

【按】患儿素体痰多，饮水呕吐痰涎，喉有异声，又五心烦热，盗汗，舌红多芒刺，苔薄腻，脉细滑，形体壮实。证属痰火壅盛，内扰心神，引动肝风上旋,治拟豁痰清心宁神。选《伤寒论》半夏泻心汤泻心火,蠲痰热;加入胆南星、天竺黄、炒枳壳、姜竹茹以豁痰利咽;龙齿、朱茯苓、琥珀、柏子仁、竹叶以清心镇惊安神;合钩藤平肝息风。再诊时,夜寐欠佳,加入龙齿、牡蛎以加强平肝潜阳,重镇安神之功。三诊时,症情好转,但手心烦热,再拟滋阴泻火息风,加入《金匮要略》之百合地黄汤,养阴清热安神,方随症变,10年顽症自能平服。

抽动秽语综合征三

王霞芳

案3 秦某,男,10岁。

初诊(1997年3月10日)

患儿头项掣动、耸肩3年半。6岁半时开始头项搐动,耸肩时作,兼有两腿摩擦屏气综合征,夜寐则平,好动,多言,时吐秽语,曾服盐酸苯海索、氟哌啶醇1年半无效。继服中药,症减未除。刻下:神清,形体尚实,纳佳便调,舌红苔腻,脉细小滑。手时摇动,双腿交叉摩擦,屏气汗出而解。检查染色体、磁共振、脑电图(EEG)3次均正常。智商65分。此乃痰火壅盛,扰神动风。先拟泻心豁痰安神定惊。以半夏泻心汤主之。处方:

姜黄连3克,黄芩6克,竹沥半夏10克,钩藤9克(后下),九节菖蒲12克,朱远志6克,朱茯苓10克,炒枳壳9克,姜竹茹9克,珍珠母30克(先煎),石决明30克(先煎),琥珀粉3克(吞)。

7剂。常法煎服。

二诊(1997年3月17日)

症如前述,尚有摇头耸肩秽语,坐立不定,不肯写字,屏气未作。苔薄微腻,纳佳眠安,脉细小滑。再拟平肝息风镇惊。处方:

全蝎3克,蜈蚣2条,白蒺藜9克,珍珠母30克(先煎),姜黄连3克,琥珀粉3克(吞),九节菖蒲12克,朱远志6克,竹叶9克,龙齿30克(先煎),沥半夏10克,灵磁石30克(先煎),丹参12克。

7剂。

三诊(1997年3月24日)

摇头递减，秽语，兴奋急躁，自觉阴痒，手摸下阴，肥胖，乳房微隆，舌红苔薄，脉细小滑。仍宗前义。处方：

姜黄连3克，黄芩9克，竹叶9克，龙齿30克（先煎），沥半夏10克，朱远志6克，九节菖蒲12克，琥珀粉3克（吞），全蝎3克，朱茯苓10克，珍珠母30克（先煎），柏子仁10克。

7剂。

四诊（1997年8月25日）

患儿服药5个月后诸症好转，在纳入特殊班级后，心情反感、激怒，进食"可乐棒"，耸肩又作。舌红苔薄，纳佳，脉弦。再拟滋肾清心安神。处方：

竹叶9克，龙齿30克（先煎），生地黄12克，百合15克，川黄连3克，盐水炒知母、黄柏各6克，柏子仁10克，麦冬9克，五味子5克，益智仁10克，龟甲6克，琥珀粉5克（吞），淮小麦30克，炙甘草6克，大枣5只。

7剂。

五诊（1997年9月8日）

入学以后，症情好转，偶有摇头，舌红苔薄，仍宗前义。处方：

淮小麦30克，炙甘草9克，大枣7只，生地黄10克，百合12克，竹叶9克，龙齿30克（先煎），姜黄连3克，天麻6克，益智仁9克，龟甲6克，琥珀粉5克（吞），柏子仁9克，珍珠母30克（先煎）。

7剂。

【按】患儿头项掣动，耸肩时作，两腿交叉摩擦屏气，好动，多言秽语，舌红苔腻，脉细小滑。证属痰火扰神，故拟泻心豁痰安神定惊兼以平肝息风。予《伤寒论》半夏泻心汤加减，泻心火，清痰热；配琥珀、珍珠母、茯苓、远志、石菖蒲以镇惊安神；钩藤、石决明平肝息风；炒枳壳、姜竹茹化痰降逆。再诊时抽动仍作，加入全蝎、蜈蚣以加强通络息风止痉之功；丹参活血凉血；白蒺藜、磁石以平肝潜阳，重镇安神。四诊时心火未平，脏躁烦渴，坐立不安，再加入《金匮》之百合地黄汤、甘麦大枣汤养阴滋水涵木，清心宁神。百合地黄汤治百合病"意欲食复不能食，常默然，欲卧不能卧，欲行不能行"的心肺阴虚内热，百脉俱受其累，症状百出的精神情志疾病有佳效；甘麦大枣汤主治脏躁证，古代脏躁证以妇女为多见，而现代社会却不拘于女子、男子，甚至儿童亦常有此证，多由情志抑郁，化火扰神，或心脾受损，脏阴不足，出现精神失常，喜怒失控，或周身不适,频频欠伸,眨眼缩鼻,肢体抽搐,甚或癫痫样痉挛发作,故常选用是方,疗效颇佳。病至后期抽搐、屏气症皆已缓解,但肾元尚弱,髓海仍亏,再增龟甲、益智仁滋肾补督,填精健脑以促智力加速发育。

旋覆代赭汤

关　格

张汝伟

案4　陈左,凤阳人,34岁。

始而肝胃气痛,延久结癖,兼夹痰滞,致成关格。上则食入即吐,下则欲便不得,寒热头晕。苔糙腻,脉弦硬。宜旋覆代赭合进退黄连法治之。处方:

焦栀子9克,台乌药3克,代赭石15克(先煎),广郁金4.5克,焦枳实9克,旋覆花4.5克(绢包),炒青皮3克,炒陈皮3克,九节菖蒲3克,姜竹茹4.5克,香橼皮3克,猪苓、赤茯苓各9克,平胃丸9克,沉香曲9克(包),淡吴茱萸2.1克、川黄连0.9克(同炒)。

胸痹心悸

王正公

案5　秦某,男,32岁。

初诊

自觉口干口苦,渐感胸闷如有重物压迫,卧则背脊酸楚板滞,心悸不寐,眩晕耳鸣,汗多,脉迟弦结代,舌红中有裂纹。X线胸透:主动脉弓突出。心电图提示:窦性心动过缓,频发室性期前收缩。心率50次/分钟,期前收缩16次/分钟。辨证:心阴心阳两亏,肝气肝阳并亢,气失宣通,血行凝涩。处方:

党参 15 克,旋覆花 9 克(包),代赭石 30 克(先煎),麦冬 9 克,五味子 6 克,甘草 6 克,淮小麦 30 克,熟附块 9 克,玉竹 12 克,红枣 6 只。

二诊

服上方 14 剂,上述症状明显好转,心悸胸闷消失,并已恢复工作,但劳累后仍感头晕耳鸣。

原方加丹参 10 克、白芍 10 克、稆豆衣 12 克,继续调治。随访 2 年,未再复发。

【按】临床所见,心悸胸痹之证,每本虚标实,虚者大都见心阴心阳两亏、肝阴与肾水俱虚;实者多痰浊互阻、气滞血瘀。而气滞更为病机之关键,气滞则血凝。凡胸膈之病,每与胃气之通降失常相关,如得矢气、噫气,则胸膈顿舒,脉之结代亦瘥。故仲景在《金匮要略·胸痹心痛短气病脉证治》篇立瓜蒌薤白半夏汤、枳实薤白桂枝汤、橘枳姜汤等以和胃降浊、通降气机。患者平素性情急躁,由于肝气之横逆,导致胃气失于通降。方取生脉散合甘脉大枣汤加味以养心液、宁心神,而缓肝急,佐附子温阳通脉、旋覆、代赭降气镇逆,所以不用瓜蒌、薤白、半夏、桂枝、干姜等味者,以其痰浊之证不显,虚多实少。此乃师仲景之法而变其方也。

奔 豚

裘沛然

案6 王某,男,61 岁。

初诊(1989 年 5 月 7 日)

下腹部胀气上逆频作已达 10 余年。患者以往有胃窦炎、胆囊炎、胆结石及心动过缓等病史。近 10 年来每遇情怀不舒、受寒、劳累,即有少腹胀满,自觉少腹之气自下向上动至咽喉,并伴有嗳气及下肢胀麻抖动,少腹胀气甚则下肢抖动亦甚,嗳气则长而响亮。胃纳尚可,二便调畅。舌苔薄黄而腻,脉弦滑。辨治:少腹系肝肾之位,年过半百,肝肾已亏,又兼气机逆乱,其乱上逆则循肝肾两经上动胸腹咽喉,引起奔豚。治宜降气为先。处方:

旋覆花 12 克(包煎),煅代赭石 15 克,潞党参 15 克,制半夏 12 克,广郁金 12 克,木香、茴香各 12 克,缩砂仁 5 克(后下),淡黄芩 18 克,江枳壳 12 克,焦山楂、焦神曲各 12 克,佛手柑 5 克,玫瑰花 3 克。

14 剂。

服上药半月,自觉下腹部胀气好转,上升之感也缓解,下肢抖动亦减轻。自行停药后又有反复,继服上药半月,上述症状完全消失,停药后也无复发征象。

【按】本案以腹胀、气上逆为主症,古人命为"奔豚"或奔豚气;西医称其为"神经症"。主要表现为各种身体或精神不适,可持续存在,也可反复出现,但缺乏任何可查明的器质性变化,发病多由情志因素或体质衰弱所致。该患者的情况完全符合上述表现。其病机是情绪不畅所引起的气结、气乱,故治疗以降气、散瘀为主。进以旋覆代赭汤加减。全方以旋覆花为君药,降气散结,通经散寒;配代赭石重镇降逆;同时佐以郁金、木香、茴香、枳壳、佛手、玫瑰花等理气药,以加强行气、散结、温通之力。在情绪不畅引起的诸病症中,可用玫瑰花,因玫瑰花香气清而不浊、和而不猛,既可理气活血,又能补血和血,同时无辛温刚燥之弊。正如《本草正义》所言,"玫瑰花……断推气血药之中,最有捷效而最为驯良者"。故用药虽为简单,但疗效颇为迅速。

不 寐

王翘楚

案7 谢某,男,25岁,职员。

初诊(2009年2月10日)

主诉:失眠伴恶心2年。

患者自幼有慢性胃炎,时好时发,2004年参加工作以后,因工作紧张,每晚12点后方能就寝,且入睡困难,一夜睡5～6小时,并多梦易醒。血压:110/85毫米汞柱。现症:夜寐差,白天头晕、头胀,遇事紧张,自觉压抑,嗳气频作,手抖,大便日行。苔薄根微黄腻,舌质红,脉细微弦。

中医诊断:不寐。西医诊断:失眠症。辨证:肝胃不和,肝郁犯胃,阳亢化风。治法及方药:疏肝解郁,和胃降逆,兼息风。甘麦苦参汤合旋覆代赭汤加减。处方:

淮小麦30克,甘草10克,苦参15克,蝉蜕6克,僵蚕10克,旋覆花10克(包煎),代赭石10克(先煎),制半夏10克,姜竹茹15克,紫苏梗15克,佛手10克,柴胡10克,煅龙骨30克,煅牡蛎30克,郁金15克,石菖蒲10克,合欢皮30克,远志10克,朱灯心3扎。

7剂。

二诊(2009年2月17日)

患者药后头晕头胀,紧张,心慌诸症减轻,恶心仍作。患者遵从医嘱,坚持早睡早起,但仍入睡困难,夜寐5～6小时,质可,梦较前减少。

上方改姜竹茹30克,加赤芍15克、白芍15克。再进14剂。

三诊(2009年3月3日)

药后夜寐7～8小时,半小时内入睡,恶心偶作,情绪转平,纳可,便调,苔薄根微黄腻,咽红。考虑有慢性咽炎,续予上方加黄芩15克。再进14剂,以巩固疗效。

【按】患者工作以后,工作紧张,压力大,情志不悦,"肝主情志,司疏泄",肝气郁结于胸中,气机不畅,横逆犯胃,影响胃的受纳和腐熟,胃失和降,胃气上逆,故胃脘不适,嗳气频作,恶心,纳差。又工作紧张,神经亢奋,亢奋之肝阳浮越于上,自内而产生风动现象,则头晕头胀,手抖。故属于肝郁犯胃阳亢化风证,治拟疏肝解郁,和胃降逆,兼息风。自拟方中淮小麦、甘草、苦参除烦安神,开胸散结;柴胡、煅龙牡疏肝解郁,平肝潜阳;旋覆花、代赭石、制半夏、姜竹茹、紫苏梗、佛手和胃降逆,理气止呕;郁金、石菖蒲解郁开窍安神;合欢皮有昼开夜合之特性,能安五脏,和心志,令人欢乐无忧;远志宁心安神,朱灯心清心除烦安神;蝉蜕疏散肝经风热,息风止痉,僵蚕息内风,祛外风,两药相配,有平肝息风止痉作用。全方有疏肝解郁,和胃降逆,息风,活血安神作用。肝藏血,在正常生理情况下,人体各部分的血量是相对固定的,但随着机体活动量的增减、情绪的变化,以及外界气候的变化等因素,人体各部分的血量也随之有所改变。当机体活动剧烈或情绪激动时,肝脏就把所贮存的血液向外输布,以供机体的需要,当人体在安静休息及情绪稳定时,由于全身活动量少,机体的血液需要量相对减少,部分血液便藏于肝,所以《素问》说"故人卧血归于肝"。正常情况下肝血处于平衡状态,而肝气郁结,气机不畅,则气滞血瘀于肝中,故二诊中加入赤芍、白芍活血柔肝,使瘀血去,气机畅。

嗳气(萎缩性胃炎)

王翘楚

案8 金某,男,60岁。

初诊(2008年10月29日)

主诉:嗳气时作10年。

10年前误饮农药,插管洗胃,此后嗳气时作,多思虑,时有头晕。喜冷饮,胃脘无不适,大便调畅。有萎缩性胃炎史。血压160/90毫米汞柱。现症:嗳气时作,多思虑,时有头暴。咽中异物感,吐之不出,咽之不下,喜冷饮。颈项板紧,时有手麻,腰膝酸痛,舌质偏黯,苔薄白,脉细。

中医诊断:嗳气。西医诊断:萎缩性胃炎。辨证:肝胃不和,胃气上逆,肾气不足。治法及方药:平肝和胃,补益肾气。旋覆代赭汤加味。处方:

旋覆花10克(包煎),代赭石10克(先煎),紫苏梗15克,蒲公英30克,柴胡10克,煅龙骨30克,海螵蛸30克,佛手10克,淫羊藿15克,菟丝子15克,桑寄生15克,石韦30克,芡实30克,天麻10克,钩藤15克(后下),葛根30克,川芎15克,蔓荆子20克,合欢皮30克。

14剂。

二诊(2008年11月12日)

上药服后嗳气明显减少,咽中异物感松动,颈项板紧减轻,腰膝酸软改善。舌质偏红,苔薄白,脉细。血压140/85毫米汞柱。

再续前方14剂,以巩固疗效。

【按】嗳气每因胃气上逆所致。患者素有萎缩性胃炎病史,加之洗胃后损伤食管、咽喉、胃脘,致使嗳气时作,咽中异物感,吐之不出、咽之不下。因嗳气反复不愈,多思多虑,肝失疏泄,肝阳上亢;正值花甲,肾气虚衰,腰膝酸痛;另足少阴肾经从肺而上循喉咙挟舌本,肾气不足,亦可引发咽中异物感,吐之不出,咽之不下。故以平肝和胃降逆治其标,补益肾气以治其本,拟旋覆代赭汤加味。方中旋覆花、代赭石下气降逆;紫苏梗、佛手疏肝理气宽中;柴胡、煅龙骨疏肝解郁;海螵蛸、蒲公英清热解毒,制酸和胃;淫羊藿补肾壮阳;菟丝子、桑寄生、石韦、芡实滋补肝肾,强壮筋骨,固精缩尿;天麻、钩藤清热平抑肝阳;葛根、川芎、蔓荆子活血解肌;合欢皮解郁宁心。全方共奏平肝和胃降逆,补益肾气之效。于疏肝之中兼以补肾则咽部气机调畅而阻滞之感渐除。诸药同用则久滞之气得舒,气机升降如常,故而诸症自减。

白 虎 汤

头 汗

张汝伟

案 夏某,36 岁,宁波。

头汗淋漓,心烦而热,曾进防风加术法益甚,胃热乘心火而上升。宜用苍术白虎。处方:

制苍术,生石膏,白粳米(荷叶包),天花粉,炒杏仁,淮小麦,栀子,连翘心,远志肉,益元散。

此方一剂知,二剂愈,冬令来调补也。

大承气汤

阳明头痛

葛养民

案1 秦某,女,41岁。

头角疼痛,已经多日,痛甚时如劈,且有眩晕,口渴胸闷,小溲短赤。近来两目红肿,便结难行。舌质红,苔黄厚干腻,脉数有力。曾经医治,凡头风诸药,已遍尝矣,苦无一效。是乃阳明湿热久蕴化火,上蒸于肺,肺燥乘肝,则木郁不达,气血阻滞,上下不畅,而清浊失其常道,故头痛目赤,而便结溲赤。夫扬汤止沸,不如釜底抽薪。火降热退,则头痛可止。拟以大承气汤,直泻阳明。处方:

生大黄20克,枳实15克,玄明粉20克(冲),川厚朴5克,焦栀子15克,白菊7.5克,白芍药10克,淡木通5克,淡黄芩12.5克,车前子20克,生甘草5克。

服1剂,大泻5次,痛即停而诸恙安。

【按】古人有"高巅之上,唯风可到"之说,故头痛者,大都不离风药。然在临床中必须辨析证因,未可一概而论。如本例脉数,舌黄,便结,为阳明实热上攻,故用大承气汤下之,果得一剂而安。

热厥(急性胆道感染)

张云鹏

案2 吴某,女,48岁。

近1周来右胁疼痛拒按,发热,身黄,一日来血压时下降为0,西医诊断为急性胆道感染，中毒性休克，邀中医会诊，中西医共同抢救。诊时神识不清，时有谵语，扬手掷足，四肢不温，气促，腹胀满，已 4 日未更衣，小溲黄赤，舌质红，苔焦黄而褐，脉伏。病由肝胆热毒，腹气闭塞，即仲景所说"前热者后必厥……厥应下之"之例。投以大承气汤加清热解毒之品，1 剂而神清，大便得通呈黑色，脉伏较起而肢温，继后血压与血象正常，热厥亦除。

暑温邪陷

张云鹏

案 3　马某，男，37 岁。

患者以头痛发热，昏迷 1 日而入院，西医诊断为病毒性脑炎，7 月 10 日邀余会诊，中西医共同抢救。诊得：昏不知人，烦躁不安，循衣摸床，便秘，舌质尖红、苔黄腻，脉弦细。证属暑温邪陷，阳明与厥阴同病。治以通腑泄热，清开心包。

生大黄 15 克，芒硝 10 克，枳实 15 克，板蓝根 20 克，连翘 30 克，石菖蒲 15 克，黄芩 10 克，黄连 10 克，远志 10 克，郁金 15 克，竹叶 10 克，安宫牛黄丸等。

药后腑气一通，烦躁遂平，黄苔略退，饮食亦增。1 周后能作简单对答，8 月 2 日痊愈出院。

黄疸腹痛（急性化脓性胆管炎伴中毒性休克）

张云鹏

案 4　袁某，男，38 岁。

初诊

患者于 11 月 25 日突然右上腹疼痛，放射至右肩部，疼痛持续存在，阵发性加剧，伴有发热，无呕吐，无泛恶。体检：巩膜黄疸，右上腹压痛明显，腹肌紧张，血常规：白细胞计数 28.8×10^9/升，中性粒细胞百分率 95%，淋巴细胞百分率 5%。血压 60/50 毫米汞柱。

西医诊断:急性化脓性胆管炎伴中毒性休克。遂邀中医会诊,中西医共同抢救,诊得神志尚清,巩膜黄疸,发热腹痛,以右上腹为甚,胀满,饮食不下,小溲黄赤,大便5日未行,舌质红苔焦黄而腻,脉弦细带数。中医辨证:湿热郁结,腑气痞塞。治以清泄湿热,并通腑气。处方:

大黄30克(后下),枳实15克,厚朴15克,芒硝15克(冲),金银花30克,连翘30克,郁金30克,木香18克,黄芩15克,山栀子15克,金钱草30克,茵陈60克,赤芍10克。

二诊

1剂药后,大便两次色黑,右上腹拒按减轻。其后仍守上方,略减其量,再服2剂,腹痛消失,饮食好转,大便通畅,舌苔薄白而不黄,脉细而不弦。最后,以疏肝解郁、健脾利湿之剂善其后,血象正常,血压稳定,黄疸减退,体温正常出院。

【按】里实类与气热类,同属于化热期,一为有形热结,一为无形热炽。邪热入里与积滞相结,病在肠胃,故见消化道症状,里热上扰,故见昏迷抽搐,昏迷一症,里实证有之,血热证亦有之;鉴别之法,可从大便是否秘结,腹部是否拒按,舌上有无垢苔等方面来判断。抽搐一症,系热盛生风为主,气热、里实,病邪化热,热极可以动风,然血热亦可动风。所以,热盛动风,不另列一类。热久伤阴,真阴受烁,每见虚风内动,在辨证时,须分清未动风,欲动风,已动风。总之,邪热炽盛出现动风为实,肝肾阴伤而见动风为虚,里实类的舌苔变化为大,以黄腻、淡黄腻为主,清代邵坤安《伤寒指掌》说:"黄胎胃经,辨阳明里证之热邪也。"确系经验之谈。

胁痛(慢性胆囊炎)

朱培庭

案5 金某,男,53岁。

初诊(2005年12月12日)

右胁隐痛反复发作5年,加重半个月。

患者有慢性胆囊炎病史5年,以往每年发作两三次,常因进食油腻后诱发或加重。近半个月来,右胁隐痛发作明显,伴有右肩背酸痛或困重,食欲不振,食后脘腹做胀,口黏不爽,口干,口苦,面色萎黄,大便燥结,数日一次,尿黄赤,气臊,舌苔薄黄,脉弦细。B超检查示:胆囊壁稍厚、毛糙,未见结石影。

西医诊断:慢性胆囊炎。中医诊断:胁痛。辨证分型:肝胆湿热,化火伤阴。治法:清肝利胆养阴。大承气汤加减。处方:

太子参 12 克,生大黄 9 克(后下),白芍 9 克,延胡索 9 克,郁金 9 克,金钱草 30 克,何首乌 12 克,玄明粉 9 克(分冲),麦冬 9 克。

7 剂。

二诊

服药后胁痛减轻,大便畅下,每日 1 次,口黏不爽明显减轻,仍有脘胀,食欲仍欠佳。

前方减玄明粉,加谷麦芽各 9 克、六神曲 9 克、生山楂 9 克、莱菔子 9 克。
7 剂。

三诊

胁痛消失,唯觉神疲,略感头晕,舌质淡红,苔薄,脉弦细。治当养阴柔肝,利胆和胃。处方:

生黄芪 15 克,太子参 15 克,沙参 9 克,麦冬 9 克,白芍 12 克,制大黄 6 克,延胡索 9 克,何首乌 12 克,焦山楂 9 克,六神曲 9 克。

7 剂。

【按】肝胆气滞,湿热壅阻,升降失调,脾胃运化功能失常而见诸症,治当疏肝利胆,清热祛湿为主。口干便燥,脉细,提示病邪化火伤阴之象已现,故清养气阴之法当贯穿于治疗始终。病愈后,当调饮食,适劳逸,保持大便通畅,以防复发。

大陷胸汤

腹痛（急性胰腺炎）

朱培庭

案6 蔡某,女,62岁。

上腹部疼痛7小时。于今晨4时起病,上腹部及右季肋部疼痛,向右背部放射,伴恶心,无发热。来院急诊,查得血清淀粉酶512单位,诊断为急性胰腺炎入院。1986年12月8日入院检查:体温36.5摄氏度,急性病容,表情痛苦,黄疸(一),上腹部剑突下压痛,无肌卫,墨菲征(一),肝脾未及。白细胞计数11.8×10⁹/升,中性粒细胞百分率84%,血清淀粉酶512单位(温氏法),胸透(一)。诊断:急性胰腺炎。

初诊(1986年12月8日)

脘胁疼痛阵作,引及胸背,泛泛作恶,食入呕吐。痛喜热饮,脘部拒按。苔薄脉弦。寒热错杂,气机不展。治拟理气止痛,温清并投。处方:

淡吴茱萸5克,姜半夏9克,青皮、陈皮各5克,制香附9克,炒枳壳9克,广木香9克,高良姜6克,炒延胡索9克,制大黄9克。

1剂。

二诊

疼痛如故,呕吐时作,大便未解,小便热赤。舌苔黄腻,脉象弦细。体温37.2摄氏度,白细胞计数18×10⁹/升,中性粒细胞87%,尿淀粉酶1024单位。湿热蕴结,气机不展。治拟化湿泻火,理气止痛。处方:

川黄连6克,姜半夏9克,瓜蒌皮12克,炒黄芩9克,川楝子9克,炒延胡9克,广木香9克(后下),青皮5克,川厚朴5克,赤芍、白芍各9克,制川大黄

5克。

3剂。

9日下午体温上升至38.5摄氏度,故上方日服2剂。3剂药2日服完。

三诊

昨日下午体温已降至37.3摄氏度,夜间疼痛未发,口干口臭。苔薄脉细数。守前法出入。处方:

川黄连5克,姜半夏9克,瓜蒌皮12克,炒黄芩6克,川楝子9克,炒延胡5克,广木香5克(后下),青皮5克,川厚朴5克,赤芍、白芍各9克,炙甘草3克。

1剂。

疼痛仍未发,尚有低热(37.5摄氏度以内),以后按上方加减,服至12月16日。

四诊

疼痛未见发作,低热退净已3日,白细胞计数、淀粉酶已正常,唯感神疲乏力,胃纳欠佳,腹部微胀。苔薄质红,脉细弱。邪去正虚,治拟健脾调中。处方:

孩儿参9克,甜冬术9克,炙甘草3克,广陈皮5克,云茯苓9克,全当归9克,炒白芍9克,春砂壳3克。

2剂。

【按】急性胰腺炎,"六腑以通为用""实者攻之"是治疗大法。仲景以结胸命名,用大陷胸丸主治。本例在初诊时,脘胁疼痛喜热饮,当属寒证,然而脘部拒按、食入呕吐则是热症的表现,所以辨证认为是"寒热错杂,气机不展",除用香附、木香、延胡索等药理气止痛之外,同时用了温中散寒的吴茱萸、高良姜和清热泻火的大黄。第二日即热象毕露,出现黄腻舌苔,身热,小便热赤,便秘不解,显系"湿热蕴结,以致气滞作痛",乃改用化湿泻火、理气止痛之法。方用川楝子、延胡索、青皮、木香理气止痛,川厚朴、半夏燥湿,黄连、黄芩、大黄等清热泻火,苦寒燥湿。痛止热退之后,神疲乏力,胃纳欠佳,乃系邪退正虚,故用健脾和胃、益气养血之法调理善后。急性胰腺炎,其致因多属湿热蕴结,而气机不展,即使起病时热象不显,也往往会很快出现舌苔黄腻等湿热症象,必须深切注意到这种必然情况,掌握治疗原则。所以常宜选用性味苦寒、泻火燥湿的黄连、黄芩、龙胆草、黄柏、栀子和燥湿行气的川厚朴、苍术、半夏等为主要药物。

桃核承气汤

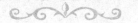

阳明蓄血

张慕岐

案 7 曹某,女,17岁。

初诊

高热便下紫血,脉数腹满,小便尚畅。舌质绛,中黄腻。某医云:是肠出血,症情急。但参之脉症,乃属阳明蓄血,应攻下而不宜止血。盖血瘀内滞,则变生不测,拟桃核承气法治之。处方:

生大黄9克,制川厚朴3克,炒枳壳6克,芒硝9克(分冲),桃仁9克(打),牡丹皮1.5克,赤芍药9克,杜红花3克。

水煎服。

二诊

便血有紫有鲜,腹满渐舒。质弱热盛,不宜再攻,攻则血室空虚,邪乘虚入,反将延成热入血室之症。兹拟退热泄邪,冀外达少阳之枢机而转出。处方:

葛根1.5克,柴胡3克,黄芩3克,天花粉9克,炒牛蒡子9克,苦桔梗3克,牡丹皮1.5克,石膏15克,连翘6克。

水煎服。

三诊

前剂服后得汗甚多,胸次布满白痦,色不甚明,但身热已有起伏,脉数中已有弦意,口仍渴,耳微聋,邪达少阳之象果见。病已旬余,气营有亏,正已虚而邪未尽,姑拟标本兼顾治之。处方:

炙柴胡 2.4 克,黄芩 3 克,仙半夏 6 克,炒党参 6 克,鲜生地 15 克,豆豉 9 克(两味同打),天花粉 9 克,连翘 9 克,熟牛蒡 6 克,牡丹皮 3 克,青蒿子 3 克。

水煎服。

四诊

身热时作时止,热已不甚,痦布更多,色仍不润,但未至于枯,总是正虚。脉细数,左略弦,舌腻已化。细酌症情,邪占其三,而虚占其七,治之当准此为例。处方:

鲜沙参 9 克,金石斛 9 克,炒知母 9 克,黄芩 3 克,炒党参 9 克,柴胡 2.4 克,前胡 3 克,青蒿子 3 克,白薇 6 克,生薏苡仁 12 克,生谷芽 12 克。

水煎服。

五诊

昨方服后,颇见效益,身热仅有微发,痦色较润。顾本达邪之法,已奏肤功,当循原意增损。处方:

鲜沙参 9 克,炒党参 9 克,当归身 9 克,细生地 9 克,天花粉 9 克,白薇 9 克,青蒿子 3 克,知母 9 克,牡丹皮 9 克,竹茹 1.5 克。

水煎服。

六诊

两进扶正,身热尚有微发,虚而未致于衰弱,不必多虑。须知此症如热退迅速,则正元之衰退可复,所谓逆流必须挽舟。再循原意,冀其早占勿药。处方:

党参 9 克,北沙参 9 克,当归身 9 克,炙鳖甲 12 克,青蒿子 3 克,黄芩 3 克,知母 9 克,天花粉 9 克,茯苓 9 克,远志肉 3 克,炒枣仁 1.5 克。

水煎服。连服 3 剂。

七诊

身热已退尽,痦已回隐。昨曾畅解大便一次,且得安寐甚酣。脉搏渐和,胃纳亦可。症已向愈,今后只须调理。处方:

党参 9 克,炒于术 1.5 克,茯苓 9 克,当归身 9 克,大生地 12 克,制何首乌 9 克,金毛狗脊 9 克,炙甘草 1.5 克,鲜佛手 3 克,香谷芽 9 克。

水煎服。此方间日服 1 剂,可连服 10 剂。

【按】热病至便血,病家每多恐慌。医家遇此,亦当详细诊察,有瘀当攻,有热当清。此症腹满小便自利,蓄瘀已明,故用攻下。然下后热不解,乃表证犹存,不可再攻,当从和解。和解后见痦色暗,是虚也。屡进扶正育阴以达邪,邪得正气之助而外化。中途其家长以微热不退,恐不宜再补,有所顾虑,经以扶正即所以退热之理告之,仍循原法处方,得收全效。此症系虚实并见,处方用药,自宜详审明辨,勿为病家所惑。

产后会阴疼痛

张寿杰

案8 蔡某,女,35岁。

初诊(1964年6月8日)

妊娠足月,于1964年5月31日上午5时30分开始腹部阵痛(第二胎,第二产),产程经过顺利,娩一女孩,胎儿重4 000克,出血不多(约100毫升)。6月3日外科会诊:患者会阴部疼痛已2日,呈持续性,影响行动。实验室检查,小便:蛋白(+),红细胞(+),白细胞(+);血液:血红蛋白98克/升,红细胞计数2.98×10^{12}/升,白细胞计数7.8×10^9/升。拟诊为耻骨联合处轻度韧带分离。6月8日中医会诊:产后二朝,蒸乳发热,迎风着寒,兼之恶露少下,致瘀滞流入经络,两髋痛引阴中,连及两腿,难以转侧,自汗出,入夜少寐,今日大便带红,脉细苔薄。先拟温通化瘀。宗桂枝茯苓丸意,合桃仁承气汤。处方:

桂枝9克,赤芍、白芍各9克,桃仁9克,制大黄9克,泽兰叶12克,熟附块9克,朱茯神9克,琥珀末2.1克(吞)。

2剂。

二诊(1964年6月10日)

进温通化瘀法,大便仍带红。溲畅通,仰卧尚安,两膝屈伸亦利,不若前之屈左则右胯痛,屈右则左胯痛,但转侧尚须扶持。原法扩充。处方:

桂枝9克,赤芍、白芍各9克,单桃仁9克,制大黄9克,泽兰叶12克,熟附块9克,朱茯神9克,琥珀末2.1克(吞),牛膝9克,炙僵蚕9克。

2剂。

三诊(1964年6月12日)

四进温通化瘀法,两膝屈伸已利,亦能转侧卧约1小时,且能下床移步,但仍有痛感,胯间痛左重于右,脉濡细,苔腻。

原方加威灵仙9克。又服2剂。

四诊（1964年6月14日）

转侧卧尚有痛感，强可下床移步，大便燥，小便不爽。

原方去琥珀末。连服4剂。

患者出院后，于6月18日起转入门诊治疗，至7月16日，处方基本上守桂枝茯苓丸合桃仁承气汤，症状逐渐减轻而愈。

【按】治疗本例的方义，虽以桂枝茯苓丸合桃仁承气汤为法，实由桂枝汤变化而来。本例症状以痛和两腿不能屈伸为主，故倍芍药以疗血痹，加熟附块以治拘挛膝痛，佐琥珀以生肌，更以泽兰治产后败血流于腰股及拘挛疼痛。

茵 陈 蒿 汤

黄疸一(黄疸型肝炎)
姜春华

案9 康某,男,32岁。

初诊

患者于 1 周前即突感中脘胀满不适,发热曾至 38.5 摄氏度,服西药 4 日后热退,巩膜及皮肤即出现黄疸,经某医院检查谷丙转氨酶为 300 单位/升,黄疸指数为 80 单位,西医诊断为黄疸型肝炎,现住院治疗。不思饮食,泛泛欲吐,小便色深似浓茶,大便 3 日未解,舌红,苔黄,脉弦数。证属湿热俱重型黄疸。投以茵陈蒿汤及栀子柏皮汤加味。处方:

大黄 18 克,栀子 15 克,田基黄 15 克,黄柏 9 克,木通 9 克,川黄连 6 克,茵陈 30 克,鲜白茅根 30 克。

7 剂。

二诊

服 1 剂后,大便即通,小便亦利。治疗 1 周后,遍身黄疸大减,胸闷烦恶亦舒。查:谷丙转氨酶 70 单位/升,黄疸指数 40 单位。

减大黄,加重健脾利湿药物,继续服药 14 剂后,黄疸全退,黄疸指数为 10 单位,丙氨酸转氨酶下降至 30 单位/升,食欲增加,于住院 3 周后出院。

【按】本案为急性黄疸型肝炎属于湿热俱重型,本方重用大黄、黄柏、川黄连、栀子清热解毒,田基黄亦为姜春华治疗肝炎常用的主药,有清热解毒利湿作用,以上五味药以治肝炎为本;利胆的药物有大黄、栀子、茵陈等;利水则有木通及鲜白茅根;通便则有大黄,使黄疸从二便中分消。

黄疸二(黄疸型肝炎)

张云鹏

案 10　姜姓,男,35 岁。

2 个月前患急性黄疸型肝炎,病情逐渐加重,于 1968 年 1 月 2 日前来中医肝炎专科门诊,症见:巩膜黄染、胸闷胁痛,口干肤痒,纳谷不佳,大便不畅,小溲黄赤,脉弦细,舌质微红苔薄白。肝功能化验谷丙转氨酶 253 单位/升(改良莫氏法,正常值为 40 单位以下),麝香草酚浊度试验(简称"麝浊")30 单位,硫酸锌浊度试验(简称"锌浊")40 单位,黄疸指数 31 单位。证属湿热熏蒸,腑气不通。治拟清热利湿,通腑解毒。处方:

茵陈 30 克,黄柏 10 克。栀子 10 克,大黄 6 克,丹参 15 克,郁金 10 克,土茯苓 15 克,炙鸡内金 10 克,生薏苡仁 15 克,越鞠丸 10 克。

加减法:鼻衄加白茅根、牛膝、牡丹皮,不寐加枣仁、首乌藤。服法:每周服 5 剂。药后肝功能变化情况(表 4)。

表 4　服药后肝功能变化情况

日　期	谷丙转氨酶	麝　浊	锌　浊	黄疸指数
1 月 23 日	126	36	34	11
2 月 12 日	65	22	24	6
3 月 19 日	23	15	17	
4 月 18 日	正常	9	16	γ 球蛋白 27%
5 月 10 日	正常	6	14	γ 球蛋白正常范围

【按】《伤寒论》云:伤寒七八日,身黄如橘子色,小便不利,腹微满者,茵陈蒿汤主之(260),本例身黄肤痒,大便不畅,小溲黄赤,证属阳明发黄,瘀热在里,热重于湿,故以茵陈蒿汤为主方,用生薏苡仁、土茯苓以渗湿,越鞠丸、鸡内金以助运,丹参、郁金以活血,共奏清热利湿、活血解毒之效。

胁痛(胆总管结石)

朱培庭

案 11　何某,男,48 岁。

初诊(2006 年 3 月)

主诉:右胁隐痛、发热反复发作 2 年,加剧半年。

患者因胆囊结石、胆总管结石,在外院行胆囊切除、胆总管切开取石手术,术后两年来反复出现上腹隐痛,恶寒发热,按胆管炎治疗后缓解。近半年来,上腹隐痛、恶寒发热出现较频繁,伴有皮肤、巩膜黄染,CT、磁共振胰胆管造影(MRCP)等检查显示胆总管多发性结石。就诊时上腹及右胁部隐痛,身、目、尿黄,体温平,口苦纳呆,口干、身痒,大便秘结,心神烦躁,不得安卧。体检:患者神志清楚,皮肤、巩膜黄染,腹部柔软,右上腹部见陈旧性手术瘢痕,中上腹剑突下压痛阳性,余腹无压痛及反跳痛,肝区叩击痛阳性。舌质偏红,苔黄腻,脉弦。

西医诊断:胆总管结石。中医诊断:胁痛。辨证分型:肝胆湿热。方药:茵陈蒿汤加减。处方:

茵陈 30 克,升麻 15 克,栀子 12 克,甘草 12 克,黄芩 12 克,厚朴 12 克,郁金 12 克,佛手 12 克,绿萼梅 6 克,虎杖 12 克,大腹皮 12 克。

7 剂。

药后黄疸渐退,效不更方,继以上方加减化裁,调养 1 个月,基本痊愈。随访半年未复发。

【按】《太平圣惠方》云:"夫黄疸之病者,嗜酒食过度,脏腑热极,水谷相并,积于脾胃,复为风湿所搏,结滞不散,热气郁蒸所为也。故食已即如饥,其身体、面目、爪甲、牙齿及小便尽黄,而欲安卧,或身脉多赤,多青皆见者,必发寒热,此皆疸也。得而渴者,其病易治。"本例肝胆湿热之邪未除,复因饮食不节,结石内生,病程尚短,治疗及时。若迁延日久,则治疗困难。

小柴胡汤

热 入 血 室

卜培基

案1 陈某,女,42岁。

初诊(1961年5月3日)

湿邪寒热往来,经水适至即停,耳聋干呕,烦渴,小腹微痛,不能饮食,便已10日不解,昼轻夜甚,见证势将热入血室。拟小柴胡汤加减,合清热祛瘀治之。处方:

嫩柴胡1.5克,淡黄芩1.5克,牡丹皮6克,炒生地9克,桃仁泥9克,京赤芍6克,当归尾6克,红花2.4克,泽兰叶9克,紫丹参9克,青竹叶30片,左金丸1.5克(吞)。

2剂。

二诊

寒热烦渴渐平,经水复至,腹痛已止,头昏神倦,四肢乏力。再拟益胃养阴,调和营卫为治。处方:

西洋参1.5克,大麦冬9克,肥知母6克,生谷芽、熟谷芽各9克,当归身1.5克,炒白芍1.5克,炒生地、熟地各6克,福泽泻1.5克,广陈皮1.5克,炒大豆卷9克,车前子9克(包)。

2剂。

三诊

头昏渐减,饮食渐增,四肢尚软,经水已净,时有心跳。此乃气血营卫尚未调和。当益气血、和阴、补土为法。处方:

潞党参 9 克,生黄芪 9 克,土炒冬术 9 克,白茯苓 9 克,炒熟地 9 克,炒白芍 1.5 克,当归身 1.5 克,山茱萸 6 克,宣木瓜 6 克,酸枣仁 6 克,柏子仁 9 克(炒去油),半夏曲 1.5 克,甘草 3 克。

3 剂。

【按】寒热往来,经水适至即断,瘀必内结。用小柴胡合祛瘀法,是为正治。瘀滞既行,寒热亦减,则当顾其阴虚,故第二方即改用滋阴养血法。三诊处方则循原意加益气宁神之治,乃病后之调摄耳。

疟　疾

高咏霓

案 2　邵某,男,56 岁,绍兴人。

初诊

先畏寒,后发热,三日一作,半年有余不止。头眩眼花,汗出如珠,面色萎黄。脉象弦细,舌苔薄白。此正气已虚,邪入三阴,营卫之循序失和,防成虚损。拟以小柴胡合当归六黄汤法治之。处方:

北柴胡 1.5 克,炙黄芪 9 克,川黄连 1.2 克,炙甘草 1.5 克,姜半夏 6 克,全当归 6 克,淡黄芩 3 克,大红枣 4 枚,潞党参 6 克,生地黄、熟地黄各 9 克,炒黄柏 1.5 克,生姜 2 片。

二诊

前方服 3 剂后,寒热减轻,时间较短,汗出亦少。唯病已半年余,阴分已伤,正气一时难复,仍宗原意。处方:原方去黄连,加青蒿梗 1.5 克。

三诊

寒热已止,头晕目眩渐平,汗亦大减。脉较有力,苔转微润,病已好转。仍宗原意,佐以健脾和胃。处方:

潞党参 6 克,炙黄芪 9 克,白茯苓 9 克,焦白术 9 克,大生地 9 克,炙甘草 1.5 克,怀山药 9 克,广陈皮 1.5 克,川黄柏 1.5 克,六神曲 9 克,红枣 3 枚,生姜 1 片。

四诊

寒热已净,疟邪渐去,但正气未复,尚有微汗。所幸胃能纳谷,大小便亦属正常。脉象颇和缓，舌苔转润。势已向愈，宜再健脾固卫调之。处方：

潞党参 6 克，焦白术 9 克，白茯苓 9 克，炙甘草 1.5 克，炙黄芪 9 克，怀山药 9 克，煅牡蛎 12 克，花龙骨 6 克，扁豆衣 9 克，红枣 3 枚。

服 3 剂。

五诊

汗已得止，正气渐复，胃纳渐增，病邪尽去。唯久疟伤脾，正宜饮食调理。再与甘温调养，以资运化中州。处方：

潞党参 6 克，炙黄芪 9 克，怀山药 9 克，炒于术 1.5 克，白茯苓 9 克，扁豆衣 9 克，川石斛 9 克，生谷芽 9 克，炙甘草 1.5 克，江枳壳 3 克，焦六曲 9 克，红枣 3 枚。

本症共诊 5 次，服药 17 剂而告痊愈。

【按】疟邪入于三阴，与卫气不相得，故三日而一发，发时寒少热盛。迁延半载，卫气已虚，营血亦大伤，因此开首两诊以小柴胡汤合当归六黄汤和解疟邪，养营清热；三诊时寒热已止，乃去黄芩、黄连，加茯苓、白术、山药、神曲、陈皮健脾和胃；四诊时病已向愈，遂屏除苦燥，加用龙骨、牡蛎助黄芪固卫敛汗；五诊处方均以甘温培补脾胃，顾其病后正虚之体，补多于清。随症立方，适应病机。

脑 外 伤
施 杞

案3　卢某，男，11 岁。

1998 年 1 月 6 日，患儿玩耍时，被同学推倒，头部着地后昏迷被送院急诊处理，头颅 CT 检查示：顶叶皮层下积液 5 毫升，收入神经外科病房，昏迷 9 小时后清醒，头晕，欲呕，记忆丧失。经西药治疗 3 日后，病情稳定，记忆逐渐恢复，家属要求中药治疗。检查：肌力 Ⅱ 级，病理反射阳性，舌苔薄黄腻，质偏紫，脉滑弦。

诊断：脑外伤。辨证：气滞血瘀，痰瘀互阻。治则：疏肝行气，化瘀升清。以小柴胡汤加细辛化裁。处方：

软柴胡 9 克，姜半夏 9 克，淡黄芩 9 克，川黄连 3 克，炙黄芪 4.5 克，炙细辛4.5克,制地龙6克,当归尾9克,大川芎12克,赤芍、白芍各9克,杜红花9克,燀桃仁9克,广陈皮5克,炙甘草5克。

常法煎服。服用14剂后,诸恙均愈,记忆力恢复如常。

【按】施杞认为,颅脑损伤,初期属轻伤者,多为气滞瘀阻,肝经不疏,肝气横逆,生火侮土而犯脾胃,导致升降失调,清阳不升,浊阴不降,而上蒙清窍。盖欲其升也,先以降之。方中柴胡有升清阳、降浊阴之功;黄芩、黄连清心散瘀;黄芪、当归、赤芍、白芍、红花益气活血;细辛升散清阳,配半夏、陈皮行气化痰;地龙疏风醒脑。全方辛开苦降,疏肝通络,化瘀安脑。这一"瘀阻经络,从肝论治"的学术思想为颅脑损伤后中医中药治疗探索出一条有效的治疗途径。

胸 胁 挫 伤

施 杞

案4 黄某,男,38岁。

2008年12月8日,患者右胸胁陈旧内伤,病起于半年前,因负重跌扑,右胸胁受伤,当时虽觉痛而未加以医治,自愈后2个月,疼痛复发,经常胸闷掣痛,略拒按,外无显著征象,脉弦而微数。

诊断:胸胁挫伤。辨证:气滞血瘀,气机失畅。治则:活血化瘀,理气止痛。以小柴胡汤加减。处方:

柴胡9克,姜半夏9克,黄芩9克,制香附9克,当归9克,川芎12克,杜红花4.5克,青皮、陈皮各6克,赤芍9克,前胡9克,旋覆花12克,炒枳壳9克,制大黄9克,炙甘草5克。

14剂。常法煎服。服药后,疼痛缓解,无其他不适。

【按】该病例伤在胁肋之间,胁为肝之分野,"肝胆之经,俱行于肋下,经属厥阴少阳",伤后气机阻滞膜络之间,而败血又必归于肝。肝主疏泄,性喜条达,经脉"布胁肋……别贯膈,上注肺",猝受跌扑,气失条达,血行瘀阻,故见胁痛等证。《素问·至真要大论篇》谓:"必伏其所主,而先其所因。""木郁达之。"此症之用小柴胡汤,即为厥、少二经引经之用。方中柴胡疏肝理气,当归、川芎、青皮、大黄活血通络,引瘀下行,黄芩清上焦之郁火,胸胁内伤,气机阻滞,气逆向上,气滞胁痛,以旋覆花消痰降气,常与前胡相配,以增强降气化痰之功效,体现了多路分流调治疾病的思路。

颈痹(颈椎病)

施 杞

案5 张某,女,49 岁。

初诊(2012 年 8 月 2 日)

患者有颈椎病史,颈项强滞时作,2 日前头晕目眩伴耳鸣,甚则恶心呕吐,伴有头疼,口苦,咽干,目眩,舌苔薄,脉弦滑。

诊断:颈椎病。辨证:气滞血瘀,痰瘀互阻。治则:活血理气,逐瘀化痰。予以小柴胡汤加减。处方:

软柴胡 9 克,姜半夏 9 克,淡黄芩 9 克,全当归 9 克,赤芍、白芍各 9 克,燀桃仁 9 克,杜红花 9 克,大川芎 12 克,炒枳壳 9 克,炙甘草 5 克。

7 剂。常法煎服。服药后,诸症缓解。

【按】施杞认为,椎动脉颈椎病属于"脉痹"范畴,脉位于半表半里,同六经中的少阳之所相同。少阳主半表半里,为表里之枢纽,气机升降运行的通道。肝胆之火循经上扰清窍,而出现头晕头痛,口苦,咽干,目眩。椎动脉型颈椎病多由太阳表证之颈型颈椎病发展而来,表现出少阳经证,故以和解少阳之剂治之。

腰痛(急性腰扭伤)

施 杞

案6 唐某,男,65 岁。

2012 年 8 月 8 日,腰痛 1 日,有急性扭伤史,酸胀掣痛,牵引少腹。检查:腰部及少腹部压痛,重按反痛加重,活动不利,舌红、苔薄,脉细。

诊断:急性腰扭伤。辨证:气滞血瘀。治则:疏肝理气。以小柴胡汤合金铃子散加减。处方：

炒柴胡 4.5 克，淡黄芩 9 克，炒党参 9 克，当归 9 克，制香附 9 克，川楝子 9 克，陈橘核 9 克，炒川续断 9 克，桑寄生 12 克，炙甘草 5 克。

7 剂。常法煎服。服药后，症状痊愈。

【按】该病例因积劳气滞，兼受寒湿，湿将化热，凝留厥阴、少阳，并及太阳。此症之用小柴胡汤，即薛己所说本方"治一切扑伤等症，因肝胆经火盛作痛"也。方中柴胡疏肝行气；黄芩清湿热；川楝子、香附、陈橘核理气，气行则血行；川续断、桑寄生固真气之损；党参补气，使气旺以促血行，祛瘀而不伤正。全方充分体现了"以气为主，以血为先，祛瘀通络，内外兼顾，重在脏腑，整体调治"的学术思想。

胁痛一（慢性胆囊炎）

朱培庭

案7　施某，女性，53 岁。

初诊（2003 年 4 月）

剑突下及右上腹隐痛不适，牵涉至右侧肩背部，伴恶心，无明显恶寒发热，曾做 B 超、CT 检查，均诊断为慢性胆囊炎，胆囊收缩功能检测提示胆囊收缩功能正常，胃镜检查提示胃和十二指肠均无明显异常。患者曾在服用利胆、抗炎类药物后，剑突下疼痛缓解，但常因进食油腻后复发。就诊时，患者剑突下及右上腹隐痛，伴有右肩背酸痛，食欲不振，情绪易激动，口干苦，面色萎黄，大便日行 1 次，小便正常，舌质淡红，苔薄黄，脉弦细。B 超检查提示胆囊壁稍增厚，毛糙，未见结石影。血液生化检查提示肝功能正常。

西医诊断：慢性胆囊炎。中医诊断：胁痛。辨证分型：肝胆气郁。治法：疏肝利胆，行气解郁。方药：小柴胡汤加减。处方：

柴胡 9 克，制半夏 9 克，枳实 9 克，香附 6 克，郁金 9 克，青皮、陈皮各 9 克，生山楂 15 克，茵陈 9 克，栀子 9 克，白术 9 克，茯苓 12 克，白芍 15 克，枸杞子 15 克，绿萼梅 3 克。

7 剂。

医嘱：宜清淡饮食，少食辛辣油腻之品。

二诊

服药后剑突下及右上腹隐痛减轻,仍口苦,食欲不振。

效不更方,上方加谷麦芽各 9 克,莱菔子 9 克。14 剂。

三诊

胁痛消失,饮食渐佳,略感头晕,乏力,舌淡红,苔薄,脉弦细。

前方加黄芪 15 克,太子参 12 克。14 剂。

【按】无结石性胆囊炎临床并不多见,只占胆囊炎病例的一小部分,诊断时应慎重,尤其是行胆囊切除术要慎之又慎。确有临床症状者,可通过 B 超等方法检测胆囊收缩功能,正常者不建议切除胆囊。此类患者临床症状大多较轻,通过中药辨证施治,大多能见效。临床辨证以肝胆气郁证多见,小柴胡汤为常用方剂。可酌情加用白芍、枸杞子等养肝柔肝之品,以防止复发。本病一般预后良好,出现胆囊收缩功能降低,胆囊萎缩者可考虑行胆囊切除术。

胁痛二(胆囊结石)

朱培庭

案 8　患者,女,37 岁。

初诊(1998 年 11 月)

右胁及上腹部胀痛反复发作 2 年余,痛引腰背,腹胀闷,胁痛随情志变化而增减,情绪不宁,善叹息,月经前乳房胀痛,时有呃逆,纳谷不馨,夜寐欠安,大便干结,舌淡红,苔稍腻,脉弦细。B 超检查提示胆囊内充满结石,胆囊收缩功能差。

西医诊断:胆囊结石。中医诊断:胁痛。辨证分型:肝胆气郁,肝脾失调。治法:疏肝利胆,健脾和胃。方药:小柴胡汤加减。处方:

柴胡 9 克,制半夏 9 克,枳实 9 克,香附 6 克,郁金 9 克,青皮、陈皮各 9 克,生山楂 15 克,茵陈 9 克,栀子 9 克,白术 9 克,茯苓 12 克,生大黄 6 克(后下)。

7 剂。水煎服。

医嘱:少食辛辣油腻之品,多参加户外活动。

二诊

服用上方后,大便畅,腹胀除,右胁时有隐痛,食欲稍增。

药已中病,效不更方,前方去生大黄,加延胡索 25 克。14 剂,水煎服。

三诊

胁痛已除,时有背痛,夜寐少安,纳谷已馨,大便自调。

前方去栀子、香附,加当归 12 克、葛根 12 克。

三诊后,病情稳定,右胁及上腹胀痛基本消除,偶有不适,多能很快缓解。继以上方加减治疗近半年,B 超复查示胆囊收缩功能良好。

【按】胆为中精之腑,以通为用,以降为顺。因肝失疏泄,胆失通降,气滞邪阻,故见诸症。肝失疏泄,肝木克土,肝脾失和,脾失健运,故时有呃逆,纳谷不馨,大便干结。肝郁气滞,郁久可生热甚至化火,固见情绪不宁,多叹息,月经前乳房胀痛,苔黄稍腻。在治法上始终体现一个"通"字,随证化裁,疗效甚佳。

柴 胡 桂 枝 汤

肝 郁 厥 逆

张汝伟

案9 梅某,女,20岁,南汇人。

初诊

经行每月趋前,素体肝旺善郁,今值经来,饮冷乘凉,遂致血与气并,时作厥逆,手足冷麻,头腹均痛,溲便两无。苔糙口渴,脉右滑数,左细弦。有热深厥深之象,宜以柴胡加减。处方:

细柴胡,川广郁金,炮姜炭,燀桃仁,川桂枝,川楝子,生延胡索,车前子,炒白芍,归尾,广木香,半夏。

二诊

昨进剂后,汗出颇畅,热从外达,神志亦清,但不时哭泣,泣则气上逆,而目瞪口呆,口渴喜饮,大便不通。苔糙黄,脉弦滑。宜疏肝流气,化痰定肺,兼以通便。处方:

旋覆花,陈胆南星,川广郁金,光杏仁,川贝母,车前子,竹半夏,九节菖蒲,凉膈散,粉前胡,朱茯神,全瓜蒌。

三诊

服药后,小溲有,大便未更,表热已退,而里热未化,狂言妄叫,时而郑声,魂魄失其所依,神明蒙蔽。苔糙厚腻,脉细弦数。拟安神定魂,峻下痰滞法。处方:

竹半夏,当归龙荟丸,朱茯神,生牡蛎,焦枳实,川贝母,生铁落,炒赤芍,生大黄,鬼箭羽,生龙齿,金器另化至宝丹1粒,鲜地栗10个。

煎汤内服。

四诊

进安神化滞之剂,狂言已定,大便亦通,谵语未除。脉来乍大乍小,确有邪祟之凭,再用前法追捕之。处方:

磅犀角,鬼箭羽,竹半夏,牡蛎,明雄黄,控涎丹,当归龙荟丸,龙齿,飞青黛,整朱砂。

五诊

连进追捕攻镇之法,诸症悉减,大便亦畅,能食安眠,再与养心育阴之法。处方:

生枣仁,姜汁炒远志,竹半夏,茯神,川黄连,陈胆南星,炒淡黄芩,瓜蒌仁,柏子仁,川贝母,龙齿,代赭石。

【按】此症诊共六诊,大势平息,能食安眠,用九牛二虎之力,始得克奏肤功,嗣余因事返里多日,迨回沪后,据云已回乡矣。

高　热
董廷瑶

案10 王某,女,13岁。

初诊(2000年12月24日)

高热2个月。已住院10日,全身检查、各种培养,除红细胞沉降率(血沉)48毫米/小时;腹CT示:肝脾轻度肿大外,余无异常。

每日午后先寒战后壮热,达40摄氏度。服布洛芬后得汗大出,凌晨热退。自觉头晕畏寒,胃纳尚可,大便偏干,舌红多刺,苔微黄腻,脉细弦数。寒热往来,表证未解,先拟和解退热,柴胡桂枝汤出入。处方:

柴胡6克,黄芩9克,桂枝3克,炒白芍6克,太子参6克,甘草3克,薄荷3克(后下),竹叶9克,青蒿9克,生姜3片,红枣5枚。

3剂。

二诊(2000年12月31日)

高热退后未再反复,神振纳增,身无不舒,苔化薄而润,脉转细软,微微盗汗,大便偏干,久热虽退,元气已虚,继拟益气扶元润燥。

方用参苓白术散加杏仁、瓜蒌仁、火麻仁,5剂。2个月壮热,即获热退症愈。

【按】患儿壮热虽 2 个月,先寒战后壮热,表证未罢,邪已传入少阳,选柴胡桂枝汤两解太少,以解少阳为主,兼散表邪为次,使病邪自少阳转出太阳,汗出而解,3 剂即获表解热退。

午 后 低 热
董廷瑶

案 11 翁某,男,3 岁。

初诊(2000 年 11 月 24 日)

午后低热半年。半年前腹泻,继发支气管肺炎,病后低热不退,外地转院来沪,住院 3 次各项均无阳性发现,下午发热 38.3 摄氏度,午夜增至 39 摄氏度,凌晨热自降未净。前服甘草清热解毒剂,汗出体表清凉,午后发热如前,纳少便干,面白少华,舌红苔薄白腻,脉细数。久热邪恋,有汗不解,先拟调和营卫,解肌退热。

方药桂枝汤加黄芩、藿香、鸡苏散。2 剂。

二诊(11 月 26 日)

药后微汗出热降未净,午后热达 38.5 摄氏度,近检双肾轻度积水,面白。汗出怕风,咽痛,舌红苔根薄白腻,脉细小数。表证未罢,里热起伏,再拟柴桂汤出入。处方:

柴胡 6 克,黄芩 6 克,太子参 9 克,桂枝 3 克,炒白芍 6 克,甘草 3 克,桔梗 5 克,炒牛蒡子 9 克,生姜 3 片,红枣 3 枚。

3 剂。

三诊(11 月 29 日)

药后汗出递减,热势渐降,苔化薄润,胃纳已馨,大便转调,脉细小数。

改投桂枝汤加青蒿、黄芩、太子参、防风、仙鹤草。7 剂。

四诊(12 月 6 日)

热退已净,病情向愈,神振面白。

方用桂枝汤合四君子汤加当归、黄芩、防风、糯稻根。15 剂。

【按】患儿发热虽久,热势不高,查无内病,合脉苔观之,辨为太阳中风营卫不和,兼夹湿热。首用桂枝加黄芩即阳旦汤,调和营卫,解肌化湿退热。药后汗出怕风,热降未净,表证未罢,邪已传入少阳,改投柴胡桂枝汤加味和解少阳兼散表邪。三诊时汗出递减,热势已弱,唯久病正虚,余热深居难透,加太子参、仙鹤草扶助正气,助桂枝汤解肌,加青蒿领邪外出,而遣余热。低热虽已半年,病邪尚流连于太、少两经,仍选柴胡桂枝汤是以柴胡剂和解少阳为主,加桂枝兼散表邪为次,使邪自少阳转达太阳汗出而解。前后服药 9 剂,辨证选方步步为营,终能热尽病愈。

小儿长期高热

董廷瑶

案 12 李某,女,12 岁。

初诊(2000 年 9 月 27 日)

高热达 40 摄氏度连续 40 日。须服布洛芬才得汗出热降,5 小时后又寒战继壮热。住院已 35 日,红细胞沉降率 68 毫米/小时,血清结核杆菌抗体(anti-TB)阳性,腹部 B 超及 CT 均发现肠系膜淋巴结肿大。拟诊:发热待查、结核病待排。除抗菌退热剂外已应用抗痨药 1 周,未收效。见患儿体胖形高,面色萎黄,唇甲淡红,热高神静,咽红微咳,纳可,大便 3 日 1 次,脉浮濡带数,舌胖红,苔白厚腻。近日发现贫血(血红蛋白 10 克/升,红细胞计数 3.65×10^9/升)。证属邪热久羁,表证未罢。先拟和解通阳退热,柴胡桂枝汤出入。处方:

柴胡 6 克,黄芩 9 克,桂枝 6 克,炒白芍 9 克,甘草 3 克,姜半夏 9 克,杏仁 9 克,薏苡仁 20 克,南沙参 12 克,生姜 3 片,红枣 5 枚。

3 剂。

二诊

服药 2 剂,得便下稀薄,每日 3 次,仍寒栗壮热达 40.5 摄氏度,自诉畏寒,咳减,苔化薄白腻,脉转沉细数。辨为少阴发热,选附子汤出入。处方:

淡附片 5 克,太子参 9 克,焦白术 9 克,炒白芍 9 克,南沙参 9 克,青蒿 9 克,白薇 9 克,姜半夏 9 克,桔梗 5 克,甘草 3 克,生姜 3 片,红枣 5 枚。

3 剂。

三诊(2000 年 10 月 2 日)

寒战壮热如前,干咳无痰,大便稀溏日 3 次,纳转呆,神萎顿,苔薄白腻,脉

沉弱小数。久热不退,发则寒热往来如疟状,邪热合湿胶滞于里。证属湿温,改用达原饮出入和解燥湿退热。处方:

草果 6 克,常山 6 克,黄芩 9 克,焦白术 9 克,党参 10 克,柴胡 6 克,川厚朴 6 克,青蒿 9 克,白薇 9 克,姜半夏 9 克。

3 剂。

四诊(2000 年 10 月 5 日)

苔化,前净,中薄白,根黑腻,舌转红绛,发热如前,服布洛芬汗出热降,12 小时后又升,神萎肢软无力,脉沉细尺弱。湿浊渐化,久热气阴虚耗,邪已入营,再拟青蒿鳖甲汤出入。处方:

青蒿 10 克,炙鳖甲 12 克,党参 15 克,西洋参 15 克(另炖),白薇 9 克,川贝母 6 克,浙贝母 10 克,生地 10 克,川石斛 10 克,玉竹 10 克,卷心竹 10 克,滑石 30 克(包煎),甘草 5 克。

3 剂。

五诊(2000 年 10 月 8 日)

药后汗出遍身热退净,神振纳增,舌绛苔薄微腻。药中病所,效不更方。

续予上方去玉竹、川贝母、浙母贝,加当归益气扶元,滋阴祛热。

5 剂。

六诊(10 月 13 日)

热退未再起,胃纳已馨,神情活泼,舌质红,苔微黄腻根罩灰黑,脉细缓有神,大便偏干,已出院 5 日。湿热渐化,元气未复,尚须益气燥湿,续化余邪湿热,防其病复。处方:

苍术 10 克,白术 10 克,黄芪 15 克,甘草 5 克。

7 剂。

继去青蒿、黄芩,续服 2 周。湿化苔润羔和,恢复上学。

【按】患儿壮热虽久仍恶寒无汗,形体尚实,苔白厚腻,大便秘结,服西药得大汗出热降;继汗闭则寒战高热又起。先从伤寒六经辨证,外证未解,邪热羁留。选柴胡桂枝汤和解少阳以达太阳,冀汗出而解。2 剂后寒热未解,神静不躁,大便转溏,脉反沉细,恶寒甚。疑为邪入少阴,阴寒内盛,改用附子汤温经散寒,加青蒿、白薇欲领邪外出以退久热。两诊后均未见效,细思苔仍白腻,舌质红,纳反呆,神萎,病久寒战高热疟状,此乃湿温病之湿热秽浊未能透达,渐入膜原蕴结难解,前从六经辨证不合,必成败笔。改从湿温论治,投达原饮化裁，疏利透达膜原湿浊之邪。四诊时白苔，唯舌转红绛，湿浊虽化壮热未已，温邪已入营阴，久用药物发汗，迫使气阴亏耗，辨以青蒿鳖甲汤滋阴清营，透泄邪热，重用西洋参、石斛益气扶元生津以滋汗源，3剂而遍身汗出壮热迅退。

三 阳 合 病

姜春华

案 13　容某，女，31 岁。

1975 年 4 月 5 日初诊。发热 1 个月，午后尤甚（体温 39.5 摄氏度）。先发热后怕冷汗出，头眩，口干苦，胸闷，喜饮，少食，大便每周一次，粪如粒状，脉细，舌尖偏红，但湿润。辨此证为"三阳合病"，宜三阳病合治。拟方如下：

桂枝、白芍、柴胡、黄芩、苦参、知母、生大黄（后下）、芒硝、玄参各 9 克，石膏 30 克。

3 剂后，诸证悉减，去芒硝，续方 2 剂，病即痊愈。

【原按】舒弛远认为伤寒六经可统百病，不拘何病，凡见少阳证即从少阳治，见阳明证即从阳明治，见二三经之病，即合二三经同治，本案为三阳合病，即合三阳病同治。此案发热、怕冷、汗出为太阳证；头眩、口干苦、胸闷、少食为少阳证；又此人有口渴喜饮，为阳明经热，便结潮热为阳明腑实。故辨证为三阳合病。方取桂枝汤主药桂枝、白芍，解太阳表证；取小柴胡汤主药柴胡、黄芩和解少阳；取白虎汤主药石膏、知母配苦参清阳明经热；又取承气汤主药生大黄、芒硝，通阳明腑实，由于药证相符，故疗效显著。

太阳少阳合病

袁云瑞

案 14　姚某，女，30 岁。

初诊（2000 年 3 月 7 日）

近 2 个月来，每到晚饭前后，总是先则怕冷，而后发高热，再汗出而热退，天天如此,从未间断。曾经先后 9 次急诊,还在某大医院住过病房,血液、尿液检查,肺部拍片,B 超检查,以及血片找疟原虫,均未发现异常,经用各种针药治疗效果不佳,11 日后出院,诊断为"发热待查(病毒感染)"。由于住院仍未解决问题,乃转而找中医治疗。诊察时进一步获悉,患者是在去年 12 月 27 日因劳累之后感受寒邪而起病的。是日黄昏之后,突然畏寒怕冷,持续 1~2 小时后转为但热不寒,自服感冒药,汗出而热退。此后每日按时发作,仍然恶寒时不发热,发热时不恶寒,体温 38~40 摄氏度,重则须返医院急诊,经药物治疗后才能热退,但不能控制再发。口干乏力,胃纳不馨,大便干结,脉象濡细,舌苔薄腻微黄,舌质较胖。证属太阳少阳合病,正虚邪恋,以柴桂合剂为主,祛其外邪,佐以益气阴、清虚热、调脾胃之剂治之。处方:

柴胡 15 克,炒黄芩 12 克,炒桂枝 6 克,生白芍 12 克,太子参 15 克,知母 20 克,葎草 30 克,白薇 12 克,地骨皮 15 克,桑叶 10 克,金银花、连翘各 15 克,郁李仁 15 克,望江南 10 克,香谷芽 15 克,炙甘草 3 克。

7 剂。

二诊(2000 年 3 月 14 日)

药后恶寒发热大见轻减。现晚上 7、8 点钟时稍感怕冷后,略有发热,体温在 37.5 摄氏度左右,继而自行汗出热退。口干减,大便略畅。唯寐则盗汗,脉细濡,舌苔薄腻质略胖,原法酌加敛汗之剂。

上方去知母、桑叶、金银花、连翘、郁李仁,加石斛 15 克,五味子 5 克,糯稻根、煅龙牡、浮小麦各 30 克,改太子参 20 克。7 剂。

三诊(2000 年 3 月 21 日)

寒热往来基本控制。昨日因劳累之后,下午 6、7 点钟,略感怕冷,体温 37.8 摄氏度,至晚上 9 点 30 分即自行消退。胃纳转馨,大便通调,寐汗亦止。唯睡眠易醒,舌苔薄糙,质略胖。原法酌加养心安神之品。处方:

柴胡 12 克,炒黄芩 12 克,炒桂枝 6 克,生白芍 12 克,葎草 30 克,白薇 10 克,地骨皮 10 克,功劳叶 15 克,糯稻根 30 克,五味子 5 克,枣仁 30 克,朱茯神 10 克,首乌藤 30 克,香谷芽 15 克,炙甘草 4 克。

7 剂。

四诊(2000 年 3 月 28 日)

寒热往来渐趋平稳,偶有一次感到轻微怕冷,半小时后转热,体温 38 摄氏度左右,约 2 小时后自行汗解,纳佳寐可,唯下肢汗多,口略干,大便有时欠畅,舌苔薄腻质偏红,舌体略胖。原法增损。

上方去枣仁、茯神、首乌藤,加太子参 20 克,牡丹皮 9 克,望江南 10 克,郁李仁 12 克,浮小麦、煅龙骨、煅牡蛎各 30 克。

7 剂。

五诊(2000 年 4 月 4 日)

上周恶寒发热仅 2 次,恶寒甚微,身热不高,体温 37.2～37.3 摄氏度,瞬间自行消退,余证均见瘥可,唯寐梦较多,脉细,舌苔薄腻质略胖,守原法。处方:

柴胡 10 克,炒黄芩 10 克,炒桂枝 5 克,赤芍、白芍各 12 克,太子参 15 克,葎草 30 克,白薇 15 克,地骨皮 10 克,炒白术 10 克,枣仁 24 克,朱茯苓 12 克,五味子 5 克,煅龙骨、煅牡蛎各 30 克,首乌藤 30 克,望江南 10 克,香谷芽 15 克,炙甘草 3 克。

六诊(2000 年 4 月 11 日)

寒热往来,未再出现,纳馨便调,寐亦转安,已开始上班工作。面色略欠荣泽,脉细,舌苔薄腻质略胖。再与调补气血,养阴生津,益心健脾,以恢复增强体能,巩固疗效。处方:

生黄芪 15 克,炒白术 10 克,防风 9 克,太子参 15 克,当归 10 克,赤芍、白芍各 12 克,生地、熟地各 9 克,怀山药 15 克,朱麦冬 15 克,朱茯神 12 克,川石斛 15 克,淮小麦 30 克,生何首乌 15 克,炙鸡内金 12 克,香谷芽 5 克,柴胡 10 克,望江南 10 克,炙甘草 4 克。

7 剂。

6 月上旬随访,患者称:药后寒热未作,一切正常,正在坚持上班。

【按】此证寒热往来,发作有时,酷似疟疾,但血片检查未找到疟原虫;而反复发作,又未出现贫血萎黄、肝脾肿大等情况,显然非疟疾作祟。根据中医辨证论治,恶寒发热有汗(自汗),系太阳病中风证;往来寒热,则是少阳病的典型证,故以太阳少阳合病论治,而以柴桂各半法以解外邪主症,同时从其因劳累而诱发及复发加上汗多、口干、大便干结、舌质胖等症状,气阴虚损可见,正虚邪恋,故辅以太子参、川石斛、知母等益养气阴,增生津液顾其本;以其身热较高,故再选用葎草、嫩白薇、地骨皮、功劳叶、金银花、连翘、桑叶、牡丹皮等以加强清虚热之功。最后病情已完全控制,并较稳定,则取玉屏风合八珍汤意增味,以调补气血,养阴生津,宁心安神,健脾和胃,通腑润便,用柴胡、甘草者,意在巩固其清少阳邪热之功而已。

大 柴 胡 汤

少阳阳明合病

葛养民

案 15 钟某,男,16 岁。

初诊

身热时轻时重,大便 8 日未通,小溲短少,胸闷胀痛,痰稠不爽。脉弦数,沉按则实;舌干黄。此属邪热与痰湿食滞交结,少阳、阳明见证。拟大柴胡汤加减法。处方:

柴胡 3 克,黄芩 9 克,大黄 12 克,枳实 9 克,川厚朴 2.4 克,半夏 9 克,橘红 1.5 克,杏仁 9 克,赤茯苓 12 克。

1 剂。

二诊

便得畅下,胸闷胀痛已除,身热往来未已,咯痰仍黏腻。脉弦滑带数。少阳之邪尚存,食积痰湿未清。再拟和解化滞。处方:

柴胡 2.4 克,黄芩 6 克,半夏 6 克,杏仁 9 克,槟榔 9 克,神曲 9 克,大腹皮 9 克,浙贝母 9 克,橘红 3 克,枳壳 1.5 克。

2 剂。

三诊

每日午后微有寒热,发时略感胁痛,咯痰已少。脉弦滑。阳明食积已清,少阳余邪未净。再拟小柴胡汤和解之。处方:

柴胡 1.5 克,半夏 1.5 克,甘草 2.4 克,黄芩 1.5 克,白芍 1.5 克,茯苓 9 克,杏仁 9 克,生姜 1 片,红枣 3 个。

3 剂而愈。

【按】本例发热旬日,曾经汗下而仍有寒热往来,大便结而小便不利,可见阳明之燥实,少阳有邪恋,故处方先用大柴胡与小承气合剂。1 剂而大便畅下,阳明之里结得舒,因少阳之余邪未尽,乃改用小柴胡和解法,连进 5 剂,而病得痊可。

<h1 style="text-align:center">不　寐</h1>

王翘楚

案 16　陈某,女,48 岁。

初诊(2003 年 3 月 7 日)

主诉:失眠伴肝区隐痛时发热 3 个月。

3 个月前行胆囊结石手术,术后时有寒热往来发作,发热后能自退,胸痞作恶,右胁隐痛,食少口干,便干溲赤,睡眠早醒,多梦,曾 2 次住院,均诊断为"胆道术后综合征",西医治疗症状改善不明显,自动出院后来中医门诊求治。就诊时神倦,面目轻度黄疸,胸胁苦满,右胁下胀痛,失眠早醒或多梦,大便干结。检查:右上腹压痛(+),舌红胖,苔黄,脉细微弦。实验室检查:总胆红素 54 微摩尔/升,直接胆红素 6 微摩尔/升,谷丙转氨酶正常。B超、CT 等检查;胆总管粗厚、胆管内积有泥沙样结石。现症:有寒热往来发作,发热后能自退,神倦,面目轻度黄疸,胸胁苦满,右胁下胀痛,失眠早醒或多梦,大便干结。

中医诊断:不寐,胁痛。西医诊断:失眠症,慢性胆囊炎,胆道术后综合征。辨证:肝胆失疏,湿热蕴结。治法及方药:疏泄肝胆,通腑泄热,解毒安神。拟方大柴胡汤化裁。处方:

柴胡 10 克,茵陈 30 克,垂盆草 30 克,枳实 10 克,厚朴 10 克,芍药 15 克,黄连 6 克,黄芩 15 克,生大黄 10 克,焦栀子 15 克,蒲公英 30 克,白花蛇舌草 30 克,合欢皮 30 克,远志 10 克,茯神 20 克。

7 剂。

二诊(2003 年 3 月 14 日)

药后大便转软、畅下,胸腹转舒,黄疸渐退,寒热小发一次,睡眠亦安,舌淡红,苔薄黄,脉细微弦。

因胃脘时嘈不适,前方加煅瓦楞子 30 克,每日 1 剂,再连服 14 日。

三诊(2003 年 3 月 28 日)

热未再发,黄疸消退,总胆红素和直接胆红素恢复至正常,睡眠亦安,舌脉如前。

前方去大黄,续服 2 周。

随访,诊后又断续复诊 3 次,病情稳定。一年后来访,自诉睡眠正常,胆囊炎未再发。

【按】慢性胆囊炎、胆道术后综合征,大多由肝胆气滞,湿热蕴结胆胃,化毒化火而成。症见胸胁苦满,右胁下胀痛,寒热往来反复发作,或伴有黄疸及胆道结石者,腹满便秘,苔多黄腻。清代医家叶天士《临证指南医案》:"阳黄之作,湿从火化,瘀热在里,胆热液泄,与胃之浊气共并,上不得越,下不得泄,熏蒸遏郁,侵于肺则身目俱黄。"患者诊断符合以上特征。其病机为术后肝胆失疏,湿热蕴结,化毒化火,邪燔少阳阳明,以致时有寒热往来发作,发能自退,神倦,面目轻度黄疸,胸胁苦满,右胁下胀痛,失眠早醒或多梦,大便干结。治疗上应采用疏泄肝胆,通腑泄热,助以解毒,拟方"大柴胡汤"化裁。取柴胡、黄芩和解少阳,调整枢机;大黄、枳实、厚朴泻下热结,以行滞;栀子、黄连、蒲公英内化热毒;其少阳热盛,肝胆相表里,胆热及肝,木乘中土,故加入白芍助柴胡清肝利胆,调营卫和诸药,茵陈、白花蛇舌草、垂盆草退黄解毒;合欢皮、远志、茯神平肝安神。全方标本兼顾,共奏疏泄、通降、解毒、安神之功,则表解里和,诸症自愈。

胁痛(肝脓疡)

张云鹏

案 17 李某,男,30 岁。

初诊

寒热往来,日发二三度,发作时体温高达 39 摄氏度以上,先有寒战,持续时间 2～3 小时,经全身汗出淋漓而热渐解,右胁疼痛颇甚,发热时疼痛加重,心烦、口苦,时欲泛呕,大便 3 日未通。检查:神志清楚,巩膜无黄疸,肝上界在第 5 肋间,下界刚扪及,肝区呈明显叩击痛,胆囊点无压痛,病理反射(一)。白细胞计数 $9.6×10^9$/升,嗜酸性粒细胞百分率 7%,中性粒细胞百分率 74%,淋巴细胞百分率 19%。肝功能检查:谷丙转氨酶 84 单位/升,黄疸指数 7 单位,直接胆红素 10.26 微摩尔/升。超声波检查:于第 6 肋锁骨中线及第 7 肋腋前线,可见液平。西医诊断:肝脓疡,胆道蛔虫症。中医辨证:病在少阳,兼及阳明之腑。中西医综合治疗,中药治以清肝胆郁火,导阳明腑气。处方:

柴胡 12 克,黄芩 12 克,赤芍 12 克,枳实 6 克,姜半夏 9 克,生大黄 6 克,芒硝 6 克(分冲),金银花 15 克,制香附 10 克,连翘 15 克,郁金 12 克,甘草 5 克。

二诊(次日)

大便得通,寒热往来次数减少,胁痛有所减轻。

仍守原法加减,服药 4 剂后,热退清,尚有恶寒,汗出减少,胁痛未全止。上药又服 19 剂,胁痛基本消除,好转出院。

【按】半表半里是反映病邪的部位而言,胸胁是少阳经脉所循之处,邪热壅于少阳,故胸胁闷痛,邪热郁阻胸中,影响于胃,故嘿嘿不欲饮食。弦脉为少阳之象,寒热往来与发热恶寒有别,为外感热病已步入化热之期,正邪相争呈相持不下的状态,故体温与白细胞都在中等水平。

胁痛一(急性胆囊炎)

朱培庭

案 18 黄某,女,45 岁。

初诊(2004 年 8 月)

主诉:反复发作右胁隐痛,牵及背部 3 年,加重 1 周。

患者 3 年前起反复出现右胁隐痛不适,痛连肩背,外院 B 超检查提示胆囊多发性结石,最大结石直径 1.5 厘米,胆囊造影提示胆囊显影欠佳,用餐后 1 小时胆囊收缩仅 1/4,胆囊收缩功能差,曾建议手术治疗,因害怕手术而未同意。1 周前又开始出现右胁疼痛,阵发性加剧,伴恶心呕吐,恶寒发热,口干口苦,尿黄。在外院抗感染治疗 5 日,疼痛未控制,体温仍高,B 超提示胆囊大小

12厘米×18厘米,胆囊颈部结石嵌顿,胆囊壁增厚6毫米,拟诊"急性胆囊炎,胆囊多发性结石"。

刻诊:痛苦貌,时呕恶,伴发热,体温37.8摄氏度,口干苦,便结,尿赤,厌食油腻。

体检:患者神志清楚,巩膜无黄染,腹部较肥胖,柔软,腹式呼吸存在,触诊中上腹剑突下及右肋缘下压痛阳性,右肋缘下囊体表投影点处有饱满感,触痛最甚,右上腹反跳痛阳性,余腹无压痛及反跳痛,肝区叩击痛明显。舌质淡,苔稍腻,脉弦细。

西医诊断:急性胆囊炎伴局限性腹膜炎,胆囊多发性结石。中医诊断:胁痛。辨证分型:肝胆失和,气滞湿郁。治法:疏肝利胆,行气化湿。方药:大柴胡汤加减。处方:

柴胡9克,制半夏9克,枳实9克,厚朴9克,郁金9克,青皮、陈皮各9克,生山楂15克,黄芩9克,生大黄9克(后下),白芍15克,生栀子12克,蒲公英15克。

3剂。

医嘱:半卧位,流质饮食,联合应直用抗生素,维持水、电解质、酸碱平衡。密切观察腹痛变化情况,做好急诊手术准备。

二诊

服药后胁痛明显减轻,大便已通畅,体温渐平,但觉神疲,纳呆,稍有肩背酸痛,舌淡,苔薄黄,脉弦细。

前方去生大黄,加白术10克。5剂。

三诊

胁痛已除尽,体温平,纳食正常,二便调。已恢复至急性发作前状态,按胆囊结石、慢性胆囊炎治疗。

【按】胆囊结石的重要危害之一就是容易演变成急性胆囊炎,本病发病急骤,进展快,疼痛剧烈,严重者可出现全身中毒症状,甚至发展为胆囊穿孔或腹膜炎,可危及生命。急性胆囊炎手术时机把握十分重要,错失最佳手术时机而手术者,可能因胆囊充血水肿严重,胆囊三角区解剖结构不清而只能行胆囊造瘘术,术后3个月左右仍需再次行胆囊切除术,两次手术会给患者带来极大的不便与痛苦。中医药治疗对于降低急诊手术率有重要意义,能使急性炎症得以控制,变急诊手术为选择性手术,可减轻患者的痛苦,提高手术治疗的安全性。本病中医大多参照"胆胀""胃脘痛"等辨证。《内经》曰:"胆胀者,胁下胀痛,口中苦,善太息。"胆为清腑,以通为用,以降为顺,因肝失疏泄,胆失通降,气滞邪阻,故见诸症。在治法上始终体现一个"通"字。急性炎症控制后,应参照慢性胆囊炎、胆囊结石辨证,必要时可择期行胆囊切除术,以杜绝复发。

胁痛二(急性胆囊炎、胆囊多发性结石)

朱培庭

案19 梁某,女,52 岁。

初诊(2004 年 11 月)

主诉:右胁胀满疼痛 2 日。

患者既往体健,2 日前进食油腻食物后出现右胁胀满疼痛,痛引肩背,伴阵发性右胁部绞痛。1 日前起发热,体温 38.4 摄氏度,患者恶心呕吐,纳差,食后脘腹胀甚。患者平素大便日行 2 次,伴口苦心烦。体检:患者神志清晰,发热,巩膜无黄染,腹部较肥胖、柔软,腹式呼吸,中上腹剑突下及右胁缘下压痛阳性,右胁缘下胆囊体表投影点处饱满感,触痛最甚,右上腹可疑反跳痛,余腹无压痛反跳痛,肝区叩击痛明显。舌质红,苔黄腻,脉弦滑。患者嗜饮酒,平素在外应酬较多。B 超检查显示胆囊大小约 11 厘米×6 厘米,胆囊壁水肿,胆囊内见多枚 0.8~1.5 厘米的结石。

西医诊断:急性胆囊炎,胆囊多发性结石。中医诊断:胁痛。辨证分型:肝胆湿热型。治法:清热化湿,疏肝利胆。方药:大柴胡汤合茵陈蒿汤加减。处方:

柴胡 9 克,黄芩 12 克,茵陈 15 克,虎杖 12 克,栀子 12 克,半夏 9 克,生大黄 6 克(后下),白芍 12 克,延胡索 9 克,枳实 12 克,郁金 12 克,麦冬 9 克。

3 剂。

医嘱:半卧位,流质饮食,联合应用抗感染药物,维持水、电解质、酸碱平衡,密切观察腹痛变化情况,做好急诊手术准备。

二诊

服药后有些痛明显减轻,大便畅下,每日 1 次,脘腹胀亦明显减轻,仍有低热。

效不更方,前方加大腹皮 12 克,莱菔子 15 克,谷芽、麦芽各 9 克。5 剂。

三诊

自述胁痛消失,但觉神疲,食欲欠佳,口干,舌淡红,苔薄,脉弦。予养阴柔肝,利胆和胃。处方:

太子参 15 克,黄芪 15 克,白芍 12 克,白术 12 克,沙参 9 克,麦冬 9 克,野百合 9 克,何首乌 12 克,郁金 12 克,茵陈 15 克,虎杖 12 克,栀子 12 克,焦山楂 9 克,焦六曲 9 克,生大黄 3 克。

14 剂。

嘱其控制饮酒。其后每诊临证加减,效果甚佳,患者至今未发作。

【按】本病属于"胁痛""胆胀""黄疸"等范畴。本型湿热阻于肝胆,气机郁滞,故右胁胀满疼痛;湿阻气机,胃失和降,故纳呆;湿热内蕴,胆气上逆,热邪内扰,故口苦心烦;湿热阻碍气机,肠腑通降不利,故大便干结;舌质红,苔黄腻,脉弦滑,为湿热内盛之象。因此治以清热化湿,疏肝利胆。方中茵陈、虎杖、栀子、大黄利胆通腑;柴胡、黄芩、郁金疏肝利胆;半夏降逆止呕。经 1 周余治疗,患者胁痛等症基本消失,再拟养阴柔肝贯穿于治疗始终,并嘱其调饮食,慎起居,适劳逸,避风寒,畅情志,减少饮酒,保持大便通畅,以防复发。

胁痛三(急性胆囊炎)

朱培庭

案 20 吴某,女,42 岁。

初诊(2005 年月 7 月 6 日)

主诉:右胁部疼痛近 2 日,伴发热 1 日。

患者 5 年前体检发现"慢性胆囊炎",近 3 年反复发作右胁隐痛,牵及背部,曾间断服用疏肝、利胆、消炎药物,症状可稍有缓解,平时大便欠畅。以往外院多次 B 超检查提示胆囊壁毛糙,口服胆囊造影示胆囊显影欠佳,胆囊收缩功能差,脂餐 1 小时胆囊收缩仅约 1/4。2 日前起患者在无诱因的情况下出现右胁部疼痛,持续性胀痛,伴恶心,食欲减退,1 日前起患者发热,时呕恶,体温 37.5 摄氏度,口干苦,便结尿赤,厌食油腻,体检患者神志清晰,发热,巩膜无黄染,腹部柔软,中上腹剑突下及右肋缘下胆囊体表投影点处压痛阳性,无反跳痛,余腹无压痛与反跳痛,肝区叩击痛明显。舌苔稍腻,脉弦细。

诊断:急性胆囊炎。辨证:胁痛。肝胆失和,气滞湿郁。治则:疏肝利胆,行气化湿。方药:大柴胡汤加减。处方:

柴胡 9 克,制半夏 9 克,枳实 9 克,厚朴 9 克,郁金 9 克,青皮 9 克,陈皮 9 克,生山楂 15 克,黄芩 12 克,虎杖 12 克,栀子 12 克,生大黄 9 克(后下)。

3 剂。

医嘱:半卧位,流质饮食,联合应用抗生素,维持水、电解质、酸碱平衡,密切观察腹痛变化情况,做好急诊手术准备。

二诊

服药后胁痛明显减轻,大便通畅,唯觉神疲,纳呆,稍有肩背酸痛,舌苔薄,脉弦细,遵原方续进。

前方减去大黄,另加白术 10 克。5 剂。

三诊

体温平,胁痛已除,口微苦,便调,续按慢性胆囊炎治疗 3 月余,病情稳定。

改服疏肝利胆中成药胆宁片,继续服药 3 月余,复查 B 超,胆囊收缩功能有所改善。

【按】《经》曰:胆胀者,胁下胀痛,口中苦,善太息。胆为清腑,以通为用,以降为顺。因肝失疏泄,胆失通降,气滞邪阻,故见诸症。在治法上始终体现一个"通"字。

胁痛四(急性胆囊炎)

朱培庭

案 21 陈某,女,35 岁。

8 年前开始两季肋部疼痛,偏右较剧。寒战高热,约 2 小时后汗出热退,每日 1～3 次。胸闷恶心,大便秘结。在他院曾注射普鲁卡因青霉素 4 瓶。1988 年 6 月 18 日入院检查:体温 39.5 摄氏度,巩膜黄染,肝区叩击痛(+),

肝上界第 5 肋间,左时在剑突下二指。白细胞计数 $12.2×10^9$/升,中性粒细胞百分率 83%。尿胆素阳性,胆红素弱阳性,尿胆原阳性,血清谷丙转氨酶 80 单位/升,黄疸指数 21 单位。诊断:急性胆囊炎,胆石症。

初诊(1988 年 6 月 18 日)

寒热往来,两目发黄,胁肋疼痛,胸闷恶心,食欲不振,前额胀痛,口苦溺赤,大便干结。舌满布白腻苔,脉濡数。湿热熏蒸肝胆,治拟化湿清热,疏泄肝胆。处方:

绵茵陈 30 克,川厚朴 6 克,生薏苡仁、熟薏苡仁各 9 克,杏仁 9 克,白豆蔻 3 克(后下),藿香、佩兰各 9 克,柴胡 5 克,淡黄芩 9 克,黑栀子 9 克,半夏 9 克,赤茯苓 9 克,鸡苏散 12 克(包)。

1 剂。

二诊(6 月 19 日)

昨夜寒战发热,汗出热退,今晨又作,体温 39.1 摄氏度。头额胀痛较减,略思饮食,口苦而干,两胁疼痛,胸脘不舒。白腻之苔较化,尖红起刺,脉细数。再从清化湿热出入。处方:

柴胡 5 克,淡黄芩 5 克,光杏仁 9 克,炒白芍 5 克,荆芥、防风各 5 克,赤茯苓 12 克,梗通草 5 克,荷叶 30 克,鸡苏散 12 克(包)。

2 剂。

6 月 19 日下午起寒战发热停止,胁痛缓解,黄疸渐退,其他症状均逐步减轻。服完 2 剂,再按上方加减服 1 剂后出院。出院时症状基本消失,白细胞计数及尿胆红素、尿胆原、尿胆素基本正常。

【按】本例寒热往来,胁肋疼痛,恶心纳呆,两目发黄,从六经辨证,则邪在少阳;从脏腑辨证,则邪在肝胆。足少阳为胆经,肝与胆相表里,所以在少阳与在肝胆,是不矛盾的。从病邪辨证,则为湿热。舌苔白腻,当属寒湿,然而口苦溺赤、大便干结、脉象濡数等,都说明有热象,应从全面考虑,不能局限于一个证候。湿遏热伏,舌苔一时不能反映出热象,也是有的。治疗原则,是疏泄肝胆、清化湿热。但舌苔白腻,毕竟是湿邪偏重,必须着重化湿。古人认为,湿热之症,如湿不除,热亦留恋不解,必湿去而热方易解。处方用柴胡疏泄肝胆;用藿香、佩兰、川厚朴、白豆蔻等燥湿;用薏苡仁、赤茯苓、鸡苏散等利湿;用茵陈、栀子、黄芩等清热化湿。第二次处方时,因腻苔见化,因而减去燥湿药,用药也有先后步骤。

脾瘅（急性胰腺炎）

朱培庭

案22 王某，女，43岁。

中上腹痛8小时，伴发热、恶心、呕吐。患者进食油腻后出现中上腹刀割样绞痛，平卧时疼痛加重，倦屈时痛减轻。发热体温38摄氏度。恶心，呕吐胃内容物，口干，大便秘结不通。舌苔黄腻，舌质淡红，脉滑。急诊测血、尿淀粉酶均大于5000单位/升，B超示"急性水肿性胰腺炎、胆囊炎、胆石症"。

据心下满而硬痛，不大便为结胸，予生甘遂末3克吞服，1小时后大便9次，随即腹痛缓解。当日测血淀粉酶759单位/升，尿淀粉酶2440单位/升。第2日再予生甘遂3克，后测血淀粉酶147单位/升，尿淀粉酶1850单位/升，已可进薄粥汤，继而用大柴胡汤加减巩固疗效。第4日血淀粉酶79单位/升，尿淀粉酶645单位/升，症状、体征均好转，14日痊愈出院。

【按】急性胰腺炎中医称"脾瘅"。表现为急性中上腹剧痛，伴有恶心、呕吐、发热，血、尿淀粉酶增高。《伤寒论》"太阳病，重发汗而复下之，不大便五六日……从心下至少腹硬满而痛不可近者，大陷胸汤主之"，大陷胸汤（丸）的主药即甘遂。甘遂为通腑泻热逐水之品，它促进肠蠕动，可能有抑制淀粉酶和脂肪酶的分泌作用，通过排便可有效地抑制肠道细菌的繁殖，排除已被激活的胰酶和坏死组织产生的毒性物质，同时通过逐水造成接触性脱水，使奥迪括约肌及胰腺的水肿得以消除，从而腹痛缓解。由于急性胰腺炎患者在入院第1日常有恶心、呕吐、食入即吐的症状，因此在口服甘遂前20分钟，先肌内注射甲氧氯普胺1支。服药后嚼服生姜，或不断用生姜、半夏煎液含漱止吐，亦可针灸内关、足三里以和胃止吐。另外，治疗第一日，患者上腹部疼痛明显时应禁食，等服药后大便通畅、疼痛缓解，可喝少许米汤。

柴胡龙骨牡蛎汤

不 寐

王翘楚

案 23　孟某,女,42 岁。

初诊(2008 年 11 月 7 日)

主诉:失眠 4 年,加重 4 个月。4 年来,夜寐时好时差。4 个月前因情志不悦而加重。血压:130/90 毫米汞柱。现症:一夜睡 5～6 小时,但入睡难,多梦。白天头晕、头胀伴头皮跳痛,时脑鸣,颈属板滞,记忆力下降,口干欲饮,情志不畅,心慌不安,周身肌肉疼痛,胃脘稍胀,纳可,大便秘结,月经调。舌质微红,苔薄根微黄,脉细微弦。

中医诊断:不寐。西医诊断:失眠症。辨证:肝郁阳亢,气血瘀阻。治法及方药:解郁平肝,通络活血,清热安神。甘麦苦参汤合加味柴胡龙牡汤加减。处方:

淮小麦 30 克,生甘草 10 克,苦参 15 克,蝉蜕 6 克,僵蚕 10 克,天麻 10克,钩藤 15 克(后下),葛根 30 克,川芎 15 克,蔓荆子 20 克,威灵仙 30 克,鸡血藤 30 克,柴胡 10 克,煅龙骨、煅牡蛎各 30 克,广郁金 15 克,石菖蒲 10 克,赤芍、白芍各 15 克,焦栀子 15 克,地骨皮 20 克,八月札 30 克,合欢皮 30 克,远志 10 克。

7 剂。

二诊(2008 年 11 月 14 日)

服上药 1 周,夜寐 7～8 小时,入睡难减轻,多梦减少,头晕胀缓解,跳痛减轻,记忆力改善,周身痛颈肩板滞消失,胃脘不胀,纳增加,脑鸣仍作。大便日行转畅。再续前方 14 剂,以巩固疗效。

【按】《内经》云:"肝主情志,恶抑郁,喜条达。"情志不悦最易引起气血不畅,失眠症因情志因素引起者颇多。据笔者医院 3 830 例失眠患者统计分析,其中因情志不悦、精神过劳或惊吓起者占 70% 以上,故凡因情志不悦引起者,当首选从肝论治法,本案采用甘麦苦参汤合加味柴胡龙牡汤以解郁平肝,再加入威灵仙、鸡血藤、赤芍、白芍等活血柔肝通络安神之剂,果收良效。

腰腿痛(腰椎间盘突出症)

石印玉

案 24 李某,女,43 岁。

初诊(2009 年 4 月 18 日)

患者左侧腰腿痛缠绵反复 2 年,难以久行,饮水多,睡眠差;小便不利,大便调;舌苔薄,脉弦。查颈、腰活动好,软组织压痛,踝反射存在,霍夫曼征左(+);CT 显示第 4、第 5 腰椎间盘突出。

诊断:腰腿痛。辨证:气血不和。治法:调和气血。方以柴胡加龙骨牡蛎汤加减。处方:

柴胡 10 克,黄芩 10 克,苍术 6 克,白术 6 克,制半夏 10 克,党参 10 克,肉桂 3 克,桂枝 3 克,制大黄 5 克,生龙骨 30 克,生牡蛎 30 克,白茯苓 30 克。

【按】本案辨证当属三焦气血不和,少阳枢机失畅;予柴胡加龙牡汤加减,以调和气血、通络止痛。虽针对腰痛的对症处理中药不多,仍效如桴鼓。从中也可看出只要把握准病机,处方用药得当,沉疴也能一朝得解。

腰骶痛(髋关节陈旧性骨折)

石印玉

案 25 罗某,女,64 岁。

初诊(2013 年 1 月 3 日)

髋关节骨折 1 年余,长期卧床,X 线片示陈旧性骨折,但骨折处仍痛,行走不便,翻身困难,腰骶部疼痛,周身不畅,神疲乏力,纳差,舌质淡红、苔薄,脉细。证属脾胃阳虚,气血不足,虚寒虚热夹杂其间。治拟调和气血,和解少阳,温阳健脾。方用柴胡加龙骨牡蛎汤加减治疗。处方:

柴胡 10 克,黄芩 10 克,半夏 10 克,党参 10 克,生龙骨、生牡蛎各 15 克,茯苓 15 克,制大黄 3 克,干姜 3 克,胆南星 10 克,黄芪 40 克,桂枝 10 克,杜仲 15 克,鸡内金 6 克,焦山楂、焦神曲各 10 克,细辛 6 克,炙甘草 10 克。

14 剂。常法煎服。

二诊(2013 年 1 月 16 日)

患者经治疗后肩臂及腰骶部疼痛均有所缓解,翻身疼痛亦有改善,能起来缓步行走,苔脉如前。

上方加鹿角 9 克、龟甲 9 克、独活 15 克、山茱萸 15 克、蟅虫 6 克,续服 2 个月。

三诊(2013 年 3 月 20 日)

患者腰痛改善明显,在室内行走无碍,只是劳累后症状偶尔有所反复。上方去炙鸡内金,加生鸡内金 6 克,苍术、白术各 10 克,续服 14 剂巩固疗效。

【按】该患者为老年女性,气血不足,中焦失运,加之长时间疼痛,情志多有不畅,易郁而化火,寒热虚实错杂,先予以和解少阳、清热安神、温阳健脾之法予以调理,待疼痛缓解后,再予以补肾调养气血之法。方中柴胡、黄芩和解少阳,党参、黄芪、干姜、细辛益气温阳,茯苓、鸡内金、焦山楂、焦神曲健脾养胃,大黄、胆南星、半夏清热化痰,龙骨、牡蛎重镇安神。二诊时再加鹿角、龟甲、山茱萸等以补阴益阳,调和气血,终使中焦脾胃得养,气血得以畅通,而诸症得愈。

柴胡加龙骨牡蛎汤化裁自小柴胡汤,出自《伤寒论》第 107 条,原文为:"伤寒八九日,下之,胸满烦惊,小便不利,谵语,一身尽重,不可转侧者,柴胡加龙骨牡蛎汤主之。"该条文中"一身尽重,不可转侧"与现在许多腰腿痛患者的症状极为相符。现代人运动减少,饮食肥甘,脾胃受损而致湿热内蕴的情况极多,且现代生活压力大,情志多有不畅,易郁而化火,清热化湿当为现代治疗腰腿痛的一个重要治则。柴胡加龙骨牡蛎汤原方由柴胡、龙骨、黄芩、生姜、铅丹、人参、桂枝、茯苓、半夏、大黄、牡蛎、大枣等药物构成,有清热利湿、重镇安神之功,应用此方,对于症状表现为腰痛翻身转侧不利的患者,临床上常能取得理想的效果。

理 中 丸

胃 脘 痛

张汝伟

案 黄左,34 岁,常州。

上下焦有热,中阳寒滞相阻,脘中痛,大小便艰而少,口碎苔腻,作恶泛酸,胸中时冷。此肝脾相乘也,用枳实理中,合辛香流气法。

淡吴萸,淡干姜,生延胡索,枳实炭,川楝子,姜半夏,川黄连,生甘草,广木香,海南子,小青皮。

此症共四诊,先用小建中,继用薤白瓜蒌法,小效。此方服后,诸恙顿失。后用旋覆花汤,合香砂枳术法,痊愈。

附 子 汤

少 阴 发 热

董廷瑶

案1 郭某,女,6岁。

初诊(1994 年 11 月 17 日)

患儿自今年 5 月起间歇性弛张发热,每次 4～7 日,最高体温达 40.4 摄氏度,发热时神萎、乏力、纳呆,并伴有寒颤。曾经血培养、胸片、B 超、心扫描、肝脾 CT,以及查找疟原虫、红斑狼疮细胞、肥达反应、骨髓象等各项检查,均无阳性发现,唯红细胞沉降率 30 毫米/小时。经各种西药治疗,发热依然如故,转请中医治疗。曾有人作少阳证治,用小柴胡汤而无功,仍经常寒战发热,热甚时 40 摄氏度以上,汗出淋漓,肢冷。来诊时精神萎靡,面色无华,舌淡苔薄,神安不躁,脉微细,但重按尚有弹力。根据上述情况,久病深入少阴,又根据形神、脉象,则为内有郁阳,故治以附子汤,甘温和少阴之热,加桂枝以通阳。处方:

桂枝 3 克,淡附片 5 克,炒白芍 6 克,太子参 6 克,茯苓 9 克,青蒿 9 克,白薇 9 克,天花粉 9 克,炙甘草 3 克。

5 剂。

二诊(1994 年 11 月 24 日)

服上药 2 剂后,热已不作,舌净无苔,胃纳正常,便下通调,再以附子汤加味。处方:

太子参 9 克,淡附片 4 克,炒白芍 6 克,焦白术 9 克,茯苓 9 克,青蒿 9 克,白薇 9 克,川石斛 9 克,炙甘草 3 克。

5剂。

三诊（1994年11月29日）

病情稳定,下方调理之。处方:

白参须6克（另炖代茶）,焦白术9克,茯苓9克,生扁豆9克,炒谷芽、炒麦芽各9克,生甘草3克。

7剂。

【按】患儿间歇发热已7个月,辨证首先从"久"字着眼,以久病必"虚"也。又经细察详辨,患儿精神萎靡,面色无华,脉息微细,但重按有力,此乃病邪虽已深入少阴,而形体尚有实处,且中有郁阳。其发热乃系假象也。少阴病主证为脉微细,但欲寐,"寐"字应作活看,亦可作"静而不躁"解。本例患儿的脉证符合少阴证,故治从少阴,方用仲景附子汤主之,甘温退大热,热病用热药,为反治之法。方中附子温阳扶正;白芍和血;太子参、茯苓、甘草益气健脾;天花粉补虚安中;用桂枝一药者,因内有郁阳,取其通阳,以制寒战高热,且使有汗能止也;配以青蒿、白薇,可治阳气浮越热盛。前贤云:白薇为治血虚液衰、阳气浮越热盛之要药,故有热者倍之。辨证精确,投药中的,故2剂热退。二诊再予上方化裁,发热不作,疗效巩固。再经调理,康复而安。

干姜附子汤

喘 脱

张云鹏

案2 某,男,55岁。

咳喘5年。前数日下利日有5次,心慌有汗,喘息水肿,四肢清冷,脉细数不匀间有促象,舌质紫苔薄白。此正不胜邪,阳气欲脱,中西医共同抢救,中药当用回阳救逆,镇气固脱。7月9日疏方为:

制附片30克,干姜10克,茯苓30克,党参30克,白术10克,代赭石15克,山茱萸6克,怀山药15克,怀牛膝6克,陈皮6克,焦山楂10克。

服药6剂而脱险境。

黄连阿胶汤

消渴（糖尿病）

丁学屏

案1　李某,女,51岁。

初诊（2009年9月15日）

患者因"口干多饮3年余,下肢乏力1年"就诊。已有2型糖尿病病史3年余,平时饮食控制不佳,家事操劳,近查空腹血糖10～12毫摩尔/升。症见:口干多饮、渴欲冷饮,口苦,舌尖碎痛,神疲乏力,动辄易汗,手指麻木,视物模糊,大便干结,心烦不寐,舌暗红、苔光有裂纹,脉细数。辨证:燥热内盛,气阴两虚,坎离不济。治宜清热润燥,益气养阴,交媾坎离。处方:

川黄连3克,阿胶9克(烊冲),桑叶9克,桑白皮30克,地骨皮30克,天花粉30克,知母9克,生地黄12克,珠儿参15克,麦冬9克,白薇12克,白芍药15克,黄芪30克,玉竹30克,黄精30克,女贞子30克,枸杞子30克。

每日1剂,水煎,早晚分服。

二诊（2009年9月22日）

口干多饮、神疲乏力、动辄易汗均好转,目糊,大便畅,夜寐改善;舌暗红、苔光有裂纹,脉细数。燥热渐除,气阴未复。

继用原方。复诊时诸症已明显改善。

【按】患者平素肥甘过用,肆意口腹,酿成湿热。病消日久,湿从热化,燥从火化,更易劫伤精血。复因心神过用,暗耗肾阴,水不济火,心火上炎,则见舌尖碎痛;心移热于肺,上焦燥热,上源告竭,饮水自救,则见烦渴多饮,渴欲冷饮;苔光有裂纹、脉细数,为燥热伤阴之象。燥热耗气,则神疲乏力;阴精亏虚,虚火内生,热逼津液外泄,则动辄易汗;久则肝肾亏虚,目失所养,则见视物模糊;肝体不足,肝用有余,阳化内风,风淫末疾,则手指麻木;心主血脉,神之本也,坎离不济,则心烦不寐。故以清热润燥、益气养阴、交媾坎离为法。方取黄连阿胶汤养阴清热降火,桑叶、桑白皮、地骨皮、知母、天花粉等清肺润燥。桑白皮配地骨皮乃《小儿药证直诀》之泻白散。桑白皮甘益元气之不足,辛泻肺气之有余;地骨皮甘淡而寒,能泻肺中伏火,又能入肝肾,凉血退蒸。二皮合用,皆能降肺气,气降则火自除也。知母味苦、性寒,泻肺火而滋肾水;《本草纲目》载天花粉"润肺燥,降火,止消渴……消痈肿疮毒"。对津枯肠燥所致便秘者,可用天花粉至 30 克,疗效确切。黄连、生地黄乃《千金方》中的黄连丸,一补心体,一泻心用,滋阴清热。白薇、白芍药和营敛阴,镇静安神。二诊燥热渐除,口干多饮等症好转,然舌仍光红无苔,且有裂纹,燥热伤津劫液可知。前方已效,守法治之,使热去津生,阴复津回,水火既济,五脏可安。

炙 甘 草 汤

胸痹心悸（心律失常）

裴沛然

案2　徐某,男,50岁。

初诊(1989年12月6日)

胸痛、心悸频作3日。患者素有高脂血症,后因胸闷、心悸反复发作,赴外院就诊,心电图检查提示:"右束支完全性传导阻滞。"运动试验:阴性。诊断为"可疑冠心病",病至今已有十余载。继后心律失常,多数呈"二联律""三联律",服西药普罗帕酮可减少心律失常的次数。今岁10月因每分钟出现心律失常(三联律)5～6次,每次短则数分钟,长则数小时,来裴沛然处要求中药治疗。裴沛然给予炙甘草汤合丹参饮,嘱其普罗帕酮剂量减半,连续服药3周,三联律基本消失,期前收缩偶见,后因出差外省,停服中药1月余。3日前因工作劳累,期前收缩频见,并有胸闷,胸痛,心悸,汗出溱溱,短气乏力,面红口干,苔薄白腻,舌质暗红,脉弦细而结。辨治:心气不足,心阴亏损,络脉瘀阻。治宜补心气,养心阴,佐以活血化瘀而通胸阳。处方:

炙甘草30克,淮小麦30克,大红枣7枚,川桂枝20克,干地黄30克,酸枣仁30克,煅磁石30克,合欢皮15克,生白芍30克,大蜈蚣2条,大丹参20克,杜红花9克,降香5克。

7剂。

服药7剂后,期前收缩明显减少,胸痛消失,胸闷、心悸、汗出也均有显著改善,仍以上方再进以巩固。

【按】该患者有严重的心律失常,年龄已半百,并伴有高脂血症,故符合"冠心病"的诊断。以甘麦大枣汤为主方,养心安神,加酸枣仁、磁石、合欢皮以增强养心安神的功效,加地黄以养心阴通血脉,白芍用以通阴结血痹,因考虑患者有传导阻滞及舌质暗红,提示体内络脉瘀阻,血行不畅,故加蜈蚣、丹参、红花、降香以活血祛瘀通络,其中丹参与降香合用,既能增强化瘀之力,同时降香有降气之功,专用于胸痹、心痛,以防止冠心病心绞痛的发生。方中桂枝一味,最为重要,温通心脉,每奏奇功,近时医界多惧不敢多用,即使应用亦剂量甚轻,药不胜病,故难奏效,如若用量在 20~30 克,最少也不少于 15 克,由于药证相当,故奏效特奇。

乌 梅 丸

蛔厥（胆道蛔虫病）

朱培庭

案3 刘某,男,47 岁。

初诊(1989 年 8 月)

主诉:中上腹剑突下钻顶样疼痛反复发作半日。

患者于入院前半日突发中上腹剑突下钻顶样疼痛,发作时疼痛剧烈,伴反复恶心、呕吐,汗出肢冷,发作间歇期痛止如常人,以后发作间歇期以中上腹剑突下闷胀钝痛为主,就诊时患者中上腹剑突下钻顶样疼痛剧烈。追问病史,患者系外来务工人员,平素饮食不洁。体检:患者神志清楚,痛苦貌,巩膜无黄染。腹部柔软,中上腹剑突下轻压痛,余腹无压痛,全腹无反跳痛,腹部未扪及肿块,肝区轻度叩击痛。舌质淡,苔薄白,脉弦紧。B 超检查提示胆总管内平行光带,可疑蛔虫,胆总管轻度扩张。

西医诊断:胆道蛔虫病。中医诊断:蛔厥。辨证分型:蛔滞型。治法:安蛔止痛,温中驱虫。方药:乌梅丸加减。处方:

乌梅 9 克,黄连 9 克,黄柏 9 克,党参 9 克,当归 9 克,附子 6 克,桂枝 6 克,干姜 6 克,川椒 6 克,细辛 3 克。

2 剂。

另采针灸治疗,取胆俞、脾俞,进针得气后加电针治疗 20～30 分钟,以解痉止痛,缓解胆绞痛时的恶心、呕吐等症。

医嘱:采用解痉止痛、利胆排虫制蛔法,应用抗生素预防感染,补液、维持水、电解质及酸碱平衡,密切观察病情变化。

二诊

患者经 2 日治疗,腹痛已缓解,但仍有中上腹剑突下隐痛。患者无黄疸,腹部体检无明显阳性体征,舌质淡,苔薄白,脉弦。复查 B 超提示胆总管内平行光带,可疑蛔虫,胆总管无扩张。予利胆、排虫、防石治疗,以胆宁汤合乌梅汤加减。

茵陈蒿 12 克,虎杖 12 克,生山楂 12 克,乌梅 9 克,郁金 9 克,生大黄 9 克(后下),青皮 6 克,陈皮 6 克,川椒 6 克,细辛 3 克。

7 剂。

三诊

患者腹痛已缓解,大便通畅,日行 3～4 次,乏力,口干口苦。舌质淡,苔薄白,脉弦。复查 B 超提示胆管内平行光带减少,胆总管无扩张。

前方去川椒、细辛、乌梅,加太子参 12 克,黄芪 15 克,沙参 9 克,麦冬 9 克,枸杞子 12 克。14 剂。

以后复查 B 超提示胆总管内平行光带消失,胆总管无扩张。病情稳定后联合应用驱蛔西药治疗,以杜绝复发。

【按】蛔厥之证为素有蛔病,复有脏寒,脏寒当指胃肠有寒。蛔有喜温避寒之习性,故肠胃虚寒,使蛔虫不安其处,上扰为患。蛔虫扰动,阴阳逆乱,而致阴阳不相顺接,发为蛔厥。乌梅丸可使蛔安,方中重用味酸之乌梅,取其酸能安蛔,使蛔静则痛止;黄连、黄柏苦能下蛔,寒能清解因蛔虫上扰、气机逆乱所生之热;党参、当归养气血;附子、桂枝、干姜、川椒、细辛温脏祛寒,辛可制蛔。并加用针灸解痉止痛。二穴合用,具有疏肝利胆止痛之功。二诊腹痛已缓解,但仍有中上腹剑突下隐痛,患者无黄疸,腹部体检无明显阳性体征,蛔虫在胆道内伏而不动或已经死亡,不影响胆汁排泄,故治疗以利胆、排虫、防石为原则,以利胆排虫为主,祛邪外出。三诊腹痛缓解,大便通畅,气阴两虚,故减辛温之品,加用益气养阴之药,使病告愈。

吴茱萸汤

厥阴头痛

范禾安

案 4 钱某,女,19 岁。

1964 年 8 月 2 日诊头痛已多日,曾发高热,诊治无效。现头痛颇甚,呕恶。舌白,脉沉细带数。处方:

吴茱萸 9 克(泡淡),党参 9 克,生姜 12 克,红枣 4 个。

2 剂而愈。

【按】患者因日夜苦读,肝气暗耗,兼以晚睡贪凉,阴邪上冒,乃发为头痛呕恶,适合《金匮要略·呕吐哕下利病脉证治》《伤寒论·辨厥阴病脉证并治》"干呕,吐涎沫,头痛者,吴茱萸汤主之"之旨。盖吴茱萸、生姜之辛温,可以祛厥阴上逆之阴邪,党参、红枣之甘平,使益脾胃而顾其虚,且辛甘发散为阳,故服药后即得畅汗而愈。

白 头 翁 汤

血 痢

卜培基

案5 蔡某,女,46岁。

初诊

血痢旬日,腹痛里急,日夜下10余次。身热晚甚,口干欲饮,不思纳谷,夜卧少寐。脉弦数,舌苔糙绛黄腻少津。此系阴液素亏,津乏上承,伏邪在营,血渗大肠,与肠中湿浊为伍,气机痞塞不通所致。拟清营达邪化浊为法。处方:

白头翁6克,炒黄芩1.5克,淡豆豉9克,金银花9克,京赤芍1.5克,焦山楂9克,全瓜蒌9克(炒、研),炒枳实2.4克,鲜石斛9克,活芦根1尺(去节)。

1剂。

二诊

昨服药后,症情如旧,烦躁不寐。伏邪化热不解,口渴少津。此由阳明传入厥少二阴,厥阴为藏血之脏,内寄相火,厥阴有热则血溢沸腾而下迫大肠,致成血痢;少阴为水火之脏,水亏火无所济,津液愈伤,故烦躁而不寐。拟黄连阿胶和白头翁法图治,以观进退。处方:

水炒川黄连1.5克,阿胶珠6克,白头翁9克,北秦皮6克,金银花9克,连翘壳6克,天花粉9克,生山楂9克,赤芍、白芍6克,酒炒黄芩1.5克,粉葛根3克,甘草2.4克,活水芦根1尺(去节)。

1剂。

三诊

服药后渐得安静,水火有既济之象,且有微汗,血痢亦减,症有转危为安之

兆。唯阴液大伤,津液无以上供,再拟生津清营和胃为治。处方:

鲜石斛 9 克,大麦冬 9 克,粉丹皮 6 克,天花粉 9 克,阿胶珠 6 克,金银花 9 克,连翘壳 6 克,白头翁 9 克,鲜生地 15 克,生山楂 6 克,甘草 3 克,鲜活水芦根 1 尺(去节),生谷芽 9 克。

1 剂。

四诊

血痢大减,身热亦去其半。虽渐思纳谷,但唇燥口干。津液伤而难复,邪热退而未净。仍拟原意出入。处方:

鲜石斛 9 克,天花粉 9 克,阿胶珠 6 克,水炒川黄连 1.5 克,大麦冬 9 克,白头翁 6 克,嫩白薇 1.5 克,炒金银花 9 克,酒炒黄芩 1.5 克,赤芍、白芍各 6 克,广陈皮白 1.5 克,生谷芽、熟谷芽各 9 克,车前子 9 克(包),活水芦根 1 尺(去节)。

1 剂。

五诊

血痢止,身热退,唯睡醒后口舌少津,纳谷尚少,神疲倦怠。此是阴液内亏,津无上承,脾胃输化之权未复。再拟甘寒生津,养胃清心为法,调理为主。处方:

鲜金钗石斛 9 克,天冬、麦冬各 9 克,嫩白薇 3 克,西洋参 6 克,朱茯神 9 克,生谷芽、熟谷芽各 9 克,广陈皮白 1.5 克,怀山药 9 克,全当归 1.5 克,炒白芍 1.5 克,炒金银花 6 克,生地、熟地各 9 克,绿豆衣 9 克,甘草 2.4 克。

3 剂。

【按】血痢宜清不宜攻,况患者素体阴液内亏,尤当兼顾。故初诊时处方于苦寒中佐以甘润(白头翁汤)。二诊有少阴见证,故以黄连阿胶汤为主。第三、第四两诊仍循原法。五诊时病已就痊,乃从肺、脾、肾三脏着眼,用生津健脾益肾之方。

热 毒 下 痢

张云鹏

案6　方某,女。

诊得滞下红白之冻,里急后重,舌苔黄腻,脉滑数。

此肠中湿热积滞为患,由气而伤荣,坚肠、活血、化积、导滞也可。处方:

白头翁 12 克,黄柏 6 克,黄芩 6 克,当归 10·克,桃仁 6 克,金银花炭 10 克,焦山楂 10 克,赤芍、白芍各 6 克,槟榔 4.5 克,炙甘草 1.5 克。

3 剂止痢。

芍药甘草汤

抽动秽语综合征

王霞芳

案7 朱某,男,12岁。

初诊(1998年8月28日)

患儿摇头眨眼耸肩肢搐1年余。已服硫必利、盐酸苯海索,就医时抽动递减,但出现神萎嗜睡,纳可,便调,身高偏低。舌红瘦苔薄中裂,脉细滑。辨证属阴阳两虚,筋脉失养。治拟酸甘化阴,柔筋缓急。芍药甘草汤主之。处方:

葛根10克,大白芍15克,炙甘草6克,沥半夏10克,炒枳壳6克,姜竹茹9克,天竺黄9克,钩藤9克(后下),僵蚕10克,白蒺藜9克,全蝎3克,淮小麦30克,大枣5只。

7剂。常法煎服。

二诊

症如上述,舌红苔薄,脉细小弦,纳可,便调。仍拟前法加重。处方:

大白芍30克,炙甘草10克,白蒺藜10克,钩藤9克(后下),石决明30克(先煎),天竺黄10克,沥半夏10克,生地10克,全蝎3克,生龙骨、生牡蛎各30克(先煎),琥珀粉3克(吞)。

7剂。

三诊

服上方20剂后症情大有好转,但容易兴奋,兴奋时则眨眼,药已中的,仍宗前义。

上方去白蒺藜、天竺黄,加炒枳壳6克、姜竹茹6克。14剂。

四诊(代诊)

眨眼已和,有摇头耸肩,仍宗前义。处方:

葛根10克,大白芍30克,炙甘草10克,石决明30克(先煎),白蒺藜9克,钩藤9克(后下),生地10克,全蝎3克,青龙齿30克(先煎),牡蛎30克(先煎),琥珀粉3克(吞),鳖甲6克。

14剂。

【按】患儿患抽动秽语综合征1年余,已服西药治疗,药后出现神昏嗜睡,又身高偏低,舌红瘦苔薄中裂,脉细滑。辨证属阴阳两虚,筋脉失养,引发风动肢体抽搐。服用西药后,出现药物副作用而神萎嗜睡。《伤寒论》:"伤寒脉浮,自汗出,小便数,心烦,微恶寒,脚挛急……若厥愈足温者,更作芍药甘草汤与之,其脚即伸。"崇经义予芍药甘草汤,重用芍药取其酸甘化阴,柔筋缓急,缓解筋脉拘挛;加沥半夏、炒枳壳、姜竹茹、天竺黄、僵蚕以豁痰开窍通络;予钩藤、全蝎、白蒺藜平抑肝阳,祛风止痉;再合《金匮要略》之甘麦大枣汤以缓急安中,养心安神;加葛根以升清生津舒筋,对肩颈筋脉拘急之抽搐有良效。再诊时加入石决明、生龙骨、生牡蛎、琥珀加强平肝息风之功。末诊,加入鳖甲增强滋阴潜阳之力,总以滋阴平肝息风,化痰柔肝舒筋而收佳效。